The Micro Biofilm
Control Technique
Akiyama Method

マイクロ
メインテナンス
秋山メソッド

著

秋山勝彦
D.D.S. Ph.D.
臨床応用顕微鏡歯科学会会長

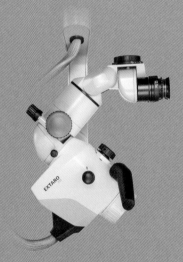

刊行にあたって

　筆者は常々、歯科衛生士業務における「聖書」になるような書籍が必要であると考えていた。歯科衛生士は、基本的に予防業務を担当する。医療全般にいえることだが、「予防」は「治療」よりも難しい場合が多く、問題が起きた場合に歯科衛生士が責められることも少なくない。予防には高度な知識と経験が必須であり、そうした知識がない状態で予防を行うのは非常に危険である。そこで、歯科衛生士業務を解説すべく、筆を執ることにした。

　なお、歯科衛生士業務については、歯科衛生士が知る前に、歯科医師こそ知るべきであると強く信じている。顕微鏡（マイクロスコープ）を医院に導入し、本気で顕微鏡を使ったメインテナンスをさせたいと願うのであれば、院長こそ真っ先に本書を読み、内容を理解する必要があるだろう。

　いうまでもなく、本書で解説する内容は、顕微鏡の使用を前提にしている。そして、筆者が開発し、実践している直視の顕微鏡応用テクニック「スリーステップ秋山メソッド」を応用したものである。本書のなかでも「スリーステップ秋山メソッド」の概要を述べているが、より基本的な部分から理解したい場合は、前作『スリーステップ秋山メソッド BASIC　最低倍率でも大きなメリットがある顕微鏡テクニック』を読むことを強く推奨する。スリーステップ秋山メソッドは、“新しい”概念に基づいたテクニックであり、世界レベルの、非常に高い精度の歯科治療を実現できる。

　筆者は歯科医師であるが、同時に顕微鏡を駆使した歯科衛生士業務にも30年以上従事している。「職業・歯科衛生士」と名乗ってよいほど、日々の診療における歯科衛生士業務の割合は高い。当然、治療が必要になれば歯内療法・補綴・保存・歯周病・インプラント・全顎の歯列矯正などすべての治療を顕微鏡下で行っている。歯科医療すべての分野を顕微鏡下で治療できる、非常に稀な歯科医師といえる。

　本書の執筆にあたって、自身の歯科衛生士としての臨床成績を検証したところ、無作為に選んだ30名のメインテナンス患者（平均メインテナンス期間24年）において、知覚過敏ゼロ、歯周病再発ゼロ、抜歯数4本であった。筆者のメインテナンス患者は、その人生において不快な状況は起きず、ほとんど歯を失わないという結論になった。筆者の歯科衛生士としてのスキルは世界最高水準だと自負しているが、臨床現場でトラブルが起きないわけではない。トラブルが起きたとしても、そのほとんどを解決しているので歯が保存されているのである。本書で述べるノウハウを身につければ、筆者のように、トラブルを回避できるだろう。

　一般的に多くの教科書の解説は、ピンポイント的なものがほとんどで、エビデンス論文の羅列だとその本質が見えてこない。つまり、点が線にならないと歯周病やカリエスの病態について理解できない。理解できなければ効率的な予防方法もわからない。そこで本書は、エビデンスベースで点を繋げて線にすることですべて理解できるような解説を心がけている。

　本書がすべての歯科医療従事者にとっての福音になることを願っている。

2025月3月

秋山勝彦

秋山の歯科衛生士としての成績のリサーチ

　本書の執筆にあたって、筆者の歯科衛生士としての技術を客観的に検証した。無作為にメインテナンス患者30人を選び、以下のようなリサーチを行った。

◉リサーチ内容

1	30人の平均年齢
2	30人のメインテナンス期間の合計
3	1人あたりの平均メインテンス期間
4	30人の治療後のメインテナンス期間中に抜歯された歯の総数
5	1年間における1人あたりの平均抜歯数
6	メインテナンス期間中に1本の歯を失うまでにかかる年数
7	知覚過敏は存在するか？
8	歯周病の再発がどのくらいあるか？

リサーチ結果を以下に挙げる。

◉リサーチ結果

1	30人の平均年齢	約60歳
2	30人のメインテナンス期間の合計	712年
3	1人あたりの平均メインテンス期間	約24年
4	30人の治療後のメインテナンス期間中に抜歯された歯の総数	4本
5	1年間における1人あたりの平均抜歯数	約0.0056本
6	メインテナンス期間中に1本の歯を失うまでにかかる年数	178年
7	知覚過敏は存在するか？	ゼロ
8	歯周病の再発がどのくらいあるか？	ゼロ

【結論】

　筆者の歯科衛生士としての技術は考えられないほど良好な結果を示した。

　メインテナンス期間中に1本の歯を失うまでにかかる年数が「178年」という驚異的な成績は、筆者のメインテナンス患者はその人生においてほとんど歯を失わないことを意味する。

　このようなメインテナンスを実現するためのノウハウのすべてが記された本書の内容は、歯科衛生士のみならず、歯科医師にも非常に有効であることが証明される結果となった。

CONTENTS

002 刊行にあたって

Chapter 1
歯科衛生士業務を再考する

008	1	歯科衛生士業務が抱える問題
009	2	ヒポクラテスの誓い
010	3	歯科衛生士業務の現実
012	4	一般的な顕微鏡応用のメインテナンス
014	5	スリーステップ秋山メソッド応用時のメインテナンス
015	6	一般的な顕微鏡応用vsスリーステップ秋山メソッド

Chapter 2
未来のペリオ治療

018	1	エビデンスベースドメディスンとナラティブベースドメディスン
020	2	歯周病における個人差
021	3	歯周ポケットの深さで変わる細菌叢
022	4	バイオフィルム
024	5	薬剤による歯周病の治療が困難な理由
025	6	免疫が及びにくい歯周ポケット内の特殊環境
026	7	マイクロメインテナンスにスリーステップ秋山メソッドが必須な理由
030	8	グラム陰性桿菌の特徴
031	9	なぜ歯周治療は難しいのか
034	10	Akiyama Hypothesis of Idiopathic Dentinal Tubule Opening Syndrome （秋山の医原性象牙細管開放症候群仮説）
039	11	新しい歯周治療の概念「Preparative Therapy」
040	12	歯周治療におけるイノベーション
048	13	デブライドメントを成功させるうえでの前提知識
052	14	新しいデブライドメントのテクニック「The Micro Scraping Technique Akiyama Method」
056	15	歯周病と全身疾患および喫煙との関係

Chapter 3
未来のカリエス処置

060	1	カリエス診断の難しさ
062	2	ICDAS
064	3	ICDASの矛盾点とマイクロクラック
066	4	秋山の輪
067	5	カリエスの本当の予防とは？
070	6	カリエス予防や診断に顕微鏡は必要なのか
072	7	The Micro Window Shopping Technique Akiyama Method
074	8	なぜヒトのエナメル質にはマイクロクラックが入るのか The Evolutionary Development of Caries: The Akiyama Hypothesis
076	9	下顎前歯がカリエスになりにくい理由
078	10	The Akiyama Hypothesis of Micro Crack-Caries Syndrome
079	11	臼歯部カリエス治療におけるダイレクトボンディング
083	12	シーラントの顕微鏡下での観察

Chapter 4
マイクロメインテナンス秋山メソッドBASIC

086	1	メインテナンスの効果と使命
087	2	メインテナンスの掟
088	3	歯科衛生士トラブルの一番の原因
090	4	メインテナンスにスリーステップ秋山メソッドが優れている理由
092	5	スリーステップ秋山メソッド　6ヵ所の基本ポジショニング
128	6	スリーステップ秋山メソッド　メインテナンスの順番
130	7	メインテナンスシークエンスとポジショニング
132	8	The Three Step Akiyama Method Perio View （スリーステップ秋山メソッドペリオビュー）

Chapter 5
マイクロメインテナンス秋山メソッド　天然歯の歯肉縁下

138	1	歯科衛生士が知るべき生物学的幅径
139	2	歯肉縁下プラークの破壊・除去の際に守るべきルール 「The Micro Biofilm Control Technique Akiyama Method」
144	3	コンタクト付近の歯肉縁下プラークの破壊・除去方法
146	4	生物学的幅径の微細毛細血管
147	5	秋山のバイオタイプ
150	6	秋山のバイオタイプのリサーチ
154	7	The Akiyama Hypothesis Simple Cause of Periodontal Disease （歯周病の単純な原因秋山仮説）
155	8	秋山のバイオタイプ別歯肉溝内へのプラークの侵入率
156	9	秋山のバイオタイプの割合
157	10	秋山のバイオタイプによるマイクロメインテナンス予後
158	11	外的刺激に対する抵抗性
159	12	秋山のバイオタイプ1でも歯肉縁下プラークが存在する部位

Chapter 6
マイクロメインテナンス秋山メソッド　天然歯の歯肉縁上

162	1	歯冠部プラークの破壊・除去の際に守るべきルール 「The Micro Biofilm Control Technique Akiyama Method」
163	2	歯面研磨硬化予防テクニック 「The Hard Surface Maintenance Technique Akiyama Method」
164	3	歯冠部プラークの破壊・除去　超音波スケーラーの使用方法
166	4	歯冠部プラークの破壊・除去　ラウンドラバーカップの使用方法
168	5	歯間部プラークの破壊・除去　テーパードラバーカップの使用方法
169	6	歯根面プラークの破壊・除去　超音波スケーラーの使用方法
170	7	歯根面プラークの破壊・除去　ラウンドラバーカップの使用方法
171	8	歯根面プラークの破壊・除去　テーパードラバーカップの使用方法
172	9	メインテナンスによって知覚過敏症になる理由
173	10	マイクロメインテナンス秋山メソッドを構成する2つのテクニック

Chapter 7
マイクロメインテナンス秋山メソッド　インプラント編

176	1	インプラントと天然歯　生物学的幅径の比較
177	2	インプラントと天然歯　プロービングの意義
178	3	異なるインプラントシステムにおける周囲組織の比較
179	4	インプラントと埋入時の周囲軟組織との関係
180	5	天然歯とインプラントの血管網の違い
182	6	インプラント治療における秋山のバイオタイプの重要性
183	7	歯肉炎vsインプラント周囲粘膜炎
184	8	天然歯とインプラント　プラーク形成に対する軟組織の反応
185	9	歯周炎vsインプラント周囲炎
186	10	インプラント周囲炎の有病率
187	11	マイクロメインテナンスでインプラント周囲炎を予防できるのか
189	12	インプラントの歯肉縁下プラークに対する正解はない
190	13	ラバーカップを応用したインプラントの歯肉縁下プラークの破壊・除去
191	14	スーパーフロスを応用したインプラントコンタクト付近のプラークの破壊・除去
192	15	スーパーフロスを応用したインプラント舌・口蓋側歯肉縁下プラークの破壊・除去

Chapter 8
マイクロメインテナンス秋山メソッド
深い歯周ポケットのバイオフィルムコントロール

194	1	深い歯周ポケットのバイオフィルムの破壊・除去の考え方
195	2	深い歯周ポケット・根分岐部病変
197	3	インプラント周囲炎のマイクロメインテナンスは困難
199	4	歯周病類似病変　セメント質剥離のマイクロメインテナンス

Chapter 9
マイクロメインテナンス最大の敵　根面カリエスとマイクロクラック

202	1	根面カリエス
205	2	Aging Complex Root Caries Syndrome Akiyama Theory （加齢に伴う根面カリエス症候群秋山理論）
206	3	根面カリエスの理想的な予防方法
207	4	どのくらいの割合でマイクロクラックが入っているのか
208	5	歯根のどの部位にマイクロクラックが入っているのか
211	6	The Micro Cracks in Functional Teeth: Leading to Trouble Akiyama Hypothesis （機能歯のマイクロクラックがトラブルを引き起こす秋山仮説理論）
212	7	歯科治療によって起こるマイクロクラック

Chapter 10
メインテナンスにおいて大切なこと

214	1	顕微鏡を活用したインフォーム
215	2	患者との会話の際に気をつけるべきこと
217	3	患者との会話の際のテクニック
220	4	ボディーランゲージ
221	5	子どもへの説明時の配慮
222		あとがき

Mini Column

016	IT長者からの電話
038	知覚過敏症と歯科衛生士の関係
047	スリーステップ秋山メソッドを応用可能な顕微鏡
055	老化を逆行させることは可能か 〜The Time Reversal Operation Akiyama Theory〜
089	顕微鏡とインフォーム
093	『The Micro Endoscopic Technique』
160	エアーフローとアクリル板のリサーチ
168	インスツルメントの使用順序
171	ラバーカップの回転数
190	インプラントの歯肉縁上プラークおよび着色の破壊・除去
216	ミスしてもパニックに陥らないためのコツ
221	権威ある学会から世界の10人に選ばれ表彰される

ブックデザイン　金子俊樹

Chapter
1

歯科衛生士業務を再考する

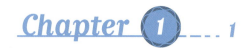

歯科衛生士業務が抱える問題

　歯科衛生士は所属するクリニックにて予防業務を担当することが多い。医療全般にいえることだが、「予防」は「治療」よりも難しい場合が多く、問題が起きた場合に歯科衛生士が責められることも少なくない。予防には高度な知識と経験が必須であり、そうした知識がない状態で予防を行うことは非常に危険である。そのため、歯科衛生士は予防に関する知識を身につける必要がある。

　一般的に、歯科衛生士が予防的業務を行った際、長期的にどのような現象が起きるのか、歯科衛生士自身が知らないことが多いと考える。また、歯科医師は自身の業務より歯科衛生士業務のほうがレベルが低いと考えがちだが、実は歯科衛生士業務こそが最も難しいことを、長年歯科衛生士業務を経験してきた筆者は知っている。

　歯科衛生士業務において最も"カオス"なのは、歯科医師の治療の質がそのまま予防に影響することである。これは歯科衛生士にはコントロールできないのでジレンマを生む。一方で、あまり勉強をしない歯科衛生士の存在も無視できない。これらの問題は歯科界における永遠のテーマといえるが、人のせいにしてばかりだと進歩がないので前進する必要があるし、そうした状況だからこそ、本書の存在価値があると考える。

　重度の歯周病の患者に対する歯科衛生士業務は、後に大きな問題を引き起こす場合が多く、完全に解決しないことも多い。歯周病の患者は、歯科衛生士にとって憂鬱な患者となる可能性が高く、多くのケースでなかなか解決できない。

　歯科衛生士業務の難しい部分は、患者との人間関係であり、患者とのトラブルが離職に繋がることもある。歯科衛生士には心理学的な知識が絶対に必要で、どのように患者と接するかを学ぶ必要があると、筆者は常々感じている。

　現在のわが国では、基本的に歯科衛生士は開業しているわけではないので、雇用主である歯科医師にさまざまな面で左右される。

　歯科医師でありながら長年歯科衛生士業務をこなし、数多くのトラブルを回避してきた筆者の知見が、歯科衛生士業務が抱える問題の解決策になると考える。

Chapter 1 ... 2

ヒポクラテスの誓い

　筆者は医療行為を行うにあたり、大切にしていることがある。それが医療の倫理、ヒポクラテスの誓いである。現代の医学の倫理は、紀元前5世紀に生まれたギリシャの医師・ヒポクラテスから始まっているといわれる。ヒポクラテスの誓いのなかに、医師の責任がはっきりと表現されている。すなわち、ヒポクラテスは、「自己の能力と判断の限り患者に利益すると思う療養法をとり、悪くて有害と知る方法を決して取らない」と述べている。

　歯科医師、歯科衛生士は、医療人としてこうした世界的な常識を知っておくべきである。

　筆者は治療時、メインテナンス時に「何が正しいのか？」をつねに考えている。正しさを導き出すために、歯内療法・補綴・保存・歯周病・インプラント・全顎の歯列矯正・歯科衛生士業務を勉強し、すべての処置を顕微鏡下で行っている。

　そのような筆者であっても、「何が正しいのか？」を知ることは難しいと感じる。医療は日々進歩しており、絶え間ない情報のアップデートは欠かせない。同時に、エビデンスでは解決できない問題を、自身でリサーチし続けている。本書のなかで、その一端を示していく。

The Oath of Hippocrates（ヒポクラテスの誓い）
I will follow that system of regiment which, according to my ability and judgment, I consider for the benefit of my patients, and abstain from whatever is deleterious and mischievous.

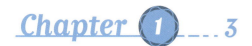

歯科衛生士業務の現実

　なぜ、実際の歯科衛生士業務を歯科医師が教えることが難しいのかを考察する（あくまでも日常の業務のことであり、学術的に講義などをする資格が歯科医師にないといっているのではない）。歯科衛生士業務の内容は、実際に長期にわたり実践していないと、本当の意味で理解することはできない。想像で歯科衛生士業務を教えることはできないと考える。歯科衛生士業務は非常に広い範囲をカバーしなければならず、基本的に1人で行うので、トラブルが起きても誰も助けてくれない過酷な業務である。歯科衛生士業務の特徴を図1に示す。

歯科衛生士業務の範囲

　歯科衛生士業務は、全顎の処置になる。上条の論文[1]をもとに、上下左右28歯の近遠心の距離を計算し、歯科衛生士が実際にメインテナンス時に移動する距離を計算する。本来ははるかに長い距離を移動するが、今回は単純に歯列の距離を2倍して一般歯科業務と比較する。ここでは、一般的な歯科治療時の移動距離を1cmとして比較している（図2）。

---

1. 基本的に全顎の処置が対象となる
2. トラブルが起きても誰も助けてくれないケースが多く、誤飲のリスクがある場合は1人ですべてに対応しなければならない
3. 歯科衛生士業務は、口唇・舌・歯列・周囲の歯肉と粘膜・頬粘膜・口蓋粘膜・喉など非常に広い範囲をカバーしなければならない。口腔がんなどの見落としや誤飲などは許されない
4. 業務に対する時間の制約がある
5. 歯科医師は歯科医師業務より歯科衛生士業務のほうが簡単だと勘違いしている場合が多い
6. 歯科衛生士業務は、歯科領域のすべての分野に及び、患者のクレームの最前線にいる
7. 歯科医師が十分理解できていないことにより、ときに理不尽な要求を指示される
8. 歯科衛生士業務は、歯科医師が考えるよりも非常にシビアな業務である

図❶　歯科衛生士業務の特徴

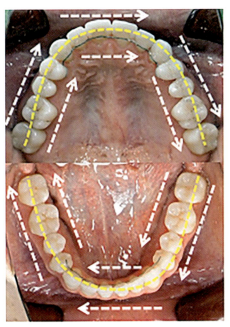

【上顎】
8.5＋6.9＋7.8＋7.2＋6.8＋10.4＋9.8＝57.4
上顎歯列近遠心径合計距離
57.4×2＝114.8mm
【下顎】
5.3＋5.9＋6.8＋7.1＋7.2＋11.5＋11.2＝55.0
下顎歯列近遠心径合計距離
55.0×2＝110mm
【全顎の距離】
（実際はこれよりかなり広い）
114.8mm＋110mm＝約224.8mm

歯科衛生士業務移動距離
224.8×2＝449.6mm

一般的歯科業務移動距離10mm

【結論】
歯科衛生士業務は一般歯科業務と比較して約45倍の距離を移動する。歯は円柱形をしているので、実際はこれよりもはるかに長い距離を移動する

図❷　歯科衛生士業務の数量化（一般歯科業務と歯科衛生士業務の比較）

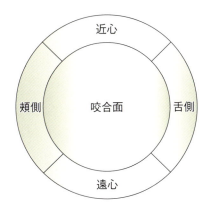

図❸　たとえば、左下大臼歯をメインテナンスする場合、歯の面は咬合面・近心・遠心・頬側・舌側の5ヵ所になる

1歯にかけられる歯科衛生士業務の時間

①1時間のアポイントで1歯にかけられる時間算出

　1時間のアポイントとして考えた場合、歯周ポケット検査や説明に費やす10分を引いて、50分のメインテナンス時間とします。

3,000秒（50分）÷28＝約107.14秒

1歯にかけられる時間は約1分47秒

②咬合面・近心・遠心・頬側・舌側の5ヵ所（図3）にかけられる時間算出。

107.14秒÷5ヵ所＝21.4秒

　歯科衛生士がメインテナンス時に使える時間は、大臼歯において1面約21秒しかない。

【参考文献】
1）上条雍彦：日本人永久歯解剖学．第17版．アナトーム社，東京，1962：229-230．

Chapter 1 — 4

一般的な顕微鏡応用のメインテナンス

　一般的な顕微鏡の使用方法でメインテナンスを行うことが無謀であることは、真摯に顕微鏡歯科について考えていけば、誰でも理解できると考える。12時付近のポジションに歯科衛生士がいると、目の前には大きなディバイスである顕微鏡が存在することになる。問題があった場合、顕微鏡をどかさないと患者の顔をみることができない。この位置に歯科衛生士がいると、右下舌側臼歯部の位置は、手の向きが逆になる（**図1**）。感覚として歯の裏側のメインテナンスを行う感じになるので、精密なメインテナンスを行うのは不可能に近い。

　また**図2**に、6̄舌側歯肉縁下プラーク・バイオフィルムの破壊・除去を行っているスライドを示す。ミラーをもっているのでこの状態では片手の操作になる。果たして、この状態でルーペや肉眼よりもハイレベルなメインテナンスを行うことができる

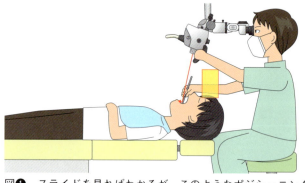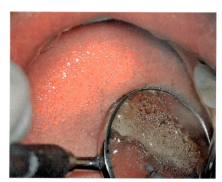

図❶　スライドを見ればわかるが、このようなポジショニングで施術すると、手の向きが逆になる。超音波スケーラーチップを作動させると、一瞬でミラーが水滴で見えない状態になる

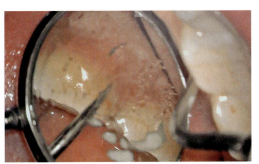

図❷ 顕微鏡下で⑥舌側歯肉縁下プラーク・バイオフィルムの破壊・除去を行っている様子

だろうか？

　これは患者のためというよりも、「顕微鏡でメインテナンスを行うことに価値がある」という考えにのみ固執した行為に思える。問題の根源に、歯科医師自らが行う治療よりも、歯科衛生士業務のレベルは低いと考え、自身のテクニックを基準にして歯科衛生士に顕微鏡でメインテナンスを行わせている状況があるのではないかと推測する。顕微鏡下で行う歯科衛生士業務の難易度が、歯科医師の治療よりも高いことを知る歯科医師は極めて少ないと考える。

KEY Point

1. 一般的なポジショニングでの顕微鏡を使ったメインテナンスは無謀である

2. 12時付近のポジションに歯科衛生士がいると、顕微鏡をどかさないと患者の顔が見えず、誤飲などの緊急事態に対応できない

3. 手の向きが逆になる状況下で精密なメインテナンスを行うのは極めて難しい

4. 質の高い「マイクロメインテナンス」に、スリーステップ秋山メソッドが欠かせない

スリーステップ秋山メソッド 応用時のメインテナンス

　左下臼歯部舌側、スリーステップ秋山メソッドP1LLポジショニングをとった際の視野を図1に示す（ポジショニングの詳細はChapter4 [p.085～] 参照）。

　図1は広範囲3Dビューで見えており、歯冠部・歯肉縁下プラーク・バイオフィルムの破壊・除去が行うのに最適なポジショニングであることがわかるだろう。

　マイクロメインテナンス・秋山メソッドは、顕微鏡を使用したメインテナンスを20年以上にわたり続けてきた筆者が開発したテクニックである。ミラーをもたないので両手を使うことができ、術者の腕と患者の歯の位置関係が理想的で、誤飲が発生した際にも迅速に対応できる。

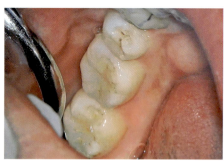

図❶　左下臼歯部舌側、スリーステップ秋山メソッドP1LLポジショニングをとった際の視野

KEY Point

1. スリーステップ秋山メソッドP1LLポジショニングをスライドで見れば、広範囲3Dビューで左下臼歯部舌側を見ることができる

2. スリーステップ秋山メソッドではミラーを持たないので両手が使える。スリーステップ秋山メソッドを使用すると、理想的な術者の腕と患者の歯の位置関係になる

Chapter 1 — 6

一般的な顕微鏡応用vs
スリーステップ秋山メソッド

　一般的に顕微鏡を応用すると質の高いメインテナンスになるという考え方が存在するが、これは日本独特の考え方であり、実際には一般的な顕微鏡応用ではメインテナンスの質は非常に落ちる。このことを簡単なリサーチで証明する。

　ある患者の左右臼歯部舌側を、一般的な顕微鏡応用と、スリーステップ秋山メソッドにてメインテナンスを行った。比較のため、歯質を傷つけない低パワーの超音波スケーラーをそれぞれ使用した。結果は**図1**のとおりである。一般的な顕微鏡応用では歯面をきれいにできていない（肉眼で行うメインテナンスよりも劣る）。筆者にとっては予想どおりの結果である。

　すなわち、顕微鏡のテクニックはすべて同じではないのである。

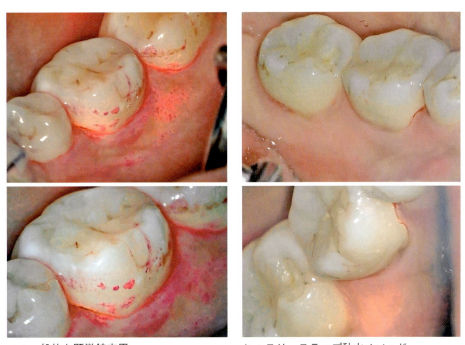

a：一般的な顕微鏡応用　　　　　　　b：スリーステップ秋山メソッド
図❶　一般的な顕微鏡応用によるメインテナンスとスリーステップ秋山メソッドのメインテナンスの比較。作業時間は各2分48秒。低パワーの超音波スケーラーをそれぞれ使用

【IT長者からの電話】

　筆者は20年間初診患者を受けつけていない。現在みているメインテナンス患者がいなくならず、新たに患者の子どもや孫も来るようになり、患者が増える一方だからである。よほどの緊急でないかぎり、治療の予約は3〜4ヵ月先になる。

　そのような状況にもかかわらず、時折問い合わせがくるが、当然受けつけることは不可能である。

　あるときは、インドから電話がかかってきたこともある。話を聞くと、インドのIT企業の超リッチな社長の秘書とのことであった（彼は日本語が喋れた）。「社長は歯の治療のためイギリスに行き診断してもらったが納得しなかったので、アメリカにも行き有名な歯科医師に診断してもらった。すると、2人の診断があまりにも異なるので、疑問を感じた。IT企業の強みを生かし全世界の歯科医師を検索し

て世界一の歯科医師をリサーチしたところ、ネットが出した答えが秋山先生でした。社長の治療お願いできないでしょうか?」とのことであった。

　上述のとおり受けつけられないため、「インターネットで世界一といわれる歯科医師であれば、忙しくて初診を受けつけるのは無理でしょう?」と言ったら、素直に引いてくれた。

　この電話の話には続きがある。この秘書は最初、当院の電話番号がわからなかったため、臨床応用顕微鏡歯科学会の会員のクリニックに問い合わせて、当院の電話番号を手に入れたそうである。いまでは、日本国内はもちろんのこと海外からの問い合わせに対しても、「秋山先生は新しい患者さんを受け入れていない」と伝えるように、会員全員に指示している。嘘のような実話である。

Chapter
2

未来のペリオ治療

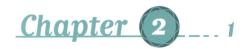

エビデンスベースドメディスンとナラティブベースドメディスン

　顕微鏡歯科治療について解説していくにあたり、まずはエビデンスベースドメディスン（Evidence Based Medicine：EBM）について知っておいてほしい。EBM に則って歯科学を学ぶことは世界の常識であり、疑う余地がない。EBM という考え方は、1991年、カナダ・McMaster 大学の Gordon Guyatt が、ACP-Journal Club にて「Evidence-Based Medicine」と題した論文を発表したことから始まる。その後、EBM Working Group が立ち上げられ世界に広まった。

　日本における EBM の発展については、David L. Sackett の存在が大きい。Sackett はカナダ・McMaster 大学に臨床疫学部門を創設し、英国 Oxford 大学 EBM センターの創設にも関与している。

　『根拠に基づく医療』の原著者である Sackett の論文「Evidence based medicine: what it is and what it isn't.」のなかに、EBM の理想とする医師像が詳細に書かれている。なお、YouTube で「Dr. David Sackett: Medical Pioneer」「The Agenda with Steve Paikin」と検索すれば、彼がインタビューで EBM について語っている動画を見ることができる。

　その動画のなかで彼は、EBM は、下記に示す3種類のエレメント（**図1**）からなると語っている。

　EBM に関する理解は現在の歯科医療において必須である。歯科衛生士らメインテナンスに従事する者は、まず EBM には3本の重要なエレメントがあることを理解できればよいと考える。

エビデンスピラミッド（エビデンスレベル）

　EBM に関する理解は現在の歯科医療において必須であるが、まず EBM には3本

---

1. 患者の病気の状況を正確に判断する。どのような病気？　どのような症状？　治療においての反応は？　患者のバックグラウンドなどを十分理解して、この患者を治療するのにどのような問題があるのかを理解する
2. 医師としてのスキルを磨き自身の技術レベルを上げる
3. 治療に対して良質なエビデンス（論文）を利用する

図❶　EBM における3種類のエレメント

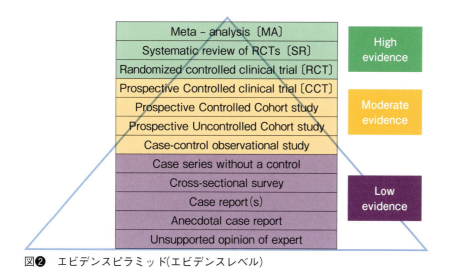

図❷　エビデンスピラミッド（エビデンスレベル）

の重用な柱があることを理解できればよいと考える（図2）。

　ハイエビデンスとされるメタアナリシスやシステマティックレビューは、たとえば、「エムドゲインの歯周組織再生療法における有効性」について、世界中の大学などが多くの論文を出した後、その論文をすべて吟味し、さらに研究のデザイン的にハイレベルといえる論文をチョイスして、選ばれたすべての論文を統計学的に解析する。こうした過程を経ているため、その結果は非常に信用できる。

　あえて欠点を挙げるならば、ハイエビデンスとされるまでに長い時間がかかることである。なお、本書で示す情報のなかには、ローエビデンスにカテゴライズされるものもあるが、そのことを十分わかったうえで執筆していることを断っておく。

エビデンスベースとナラティブベースの違い

　1981年のリスボン宣言以降、患者の権利の尊重を医療分野では重視するようになった。EBMが浸透していくと、EBM重視で医療行為を行っている臨床家のなかには、EBMが適応しない場面に遭遇するようになり、ジレンマが生じている。とくに科学的根拠が十分揃っていない疾患や治療が困難な疾患、高齢者、死に至る疾患などがその例である。

　つまり、EBMのみでは理想の医療が行えないということである。そうした現状を踏まえて提唱されたのがNarrative Based Medicine（NBM）である。NBMはEBMに足りないものを補うためのもので、決して相反する考え方ではない。

　歯科衛生士らメインテナンスに従事する者は、この2つの考え方が存在することを知っておく必要があると筆者は考える。歯科におけるNBMは、たとえば保存不可能と思われる歯の保存であったり、EBM的には治癒させることができない歯を保存し、メインテナンスを継続していることなどがこれにあたると考える。

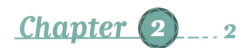

歯周病における個人差

歯周病に関する有名な論文（**図1**）より、歯周病の特徴を理解してほしい。

歯周病は誰でも同じように罹患するわけではなく、個人差がある疾患であること、遺伝的に歯周病に罹患しやすく、歯周病が急速に進行しやすい患者がいることを、歯科衛生士らは知らなければならない。

メインテナンスに来院している患者の未来を、ある程度最初から予想することも可能である。患者の歯周病に関する既往歴を詳しくチェックすれば、患者が歯周病に対して重症化しやすいのか、それほど悪化しないのか、予想を立てることができる。なお、歯周病が重症化しやすい遺伝的要因がある患者のメインテナンスは困難を極める。ちなみに筆者が長年みているメインテナンス患者のほとんどが遺伝的要因が大きいため、患者の歯を守るのは非常に難しい。

【論文】
H Ioe, A Anerud, H Boysen, E Morrison: Natural History of Periodontal Disease in Man: Rapid, Moderate and No Loss of Attachment in Sri Lankan Laborers 14 to 46 Years of age. J Clin Periodontal, 13: 431-445, 1986.

【内容】
歯を磨く習慣のないスリランカの紅茶畑で働く480人を対象に調査。同じ環境下で生活している状態で81％の対象者の歯周病はゆっくり進行、11％は歯周病の進行が認められない。残りの8％の対象者は急速に歯周病が進行し多くの歯を失った。歯周病は患者によりその進行が異なることがわかった。

図❶　歯周病に関するスリランカ論文

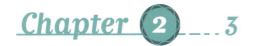

歯周ポケットの
深さで変わる細菌叢

　歯周病は個人差があり遺伝的要因が強い病気であることが前項の論文で理解できると思う。続いて、歯肉縁下プラークにおいて最も大きな原因である歯周病の原因菌と歯周ポケットの関係を解説する。

　Socranskyは、歯肉縁下プラークを構成する菌種を分析し、6つのグループに大別できることを示した。これは歯肉縁下プラークの細菌の悪性度を示した論文（**図1**）で、とくにレッドコンプレックス（Red complex）の悪性度が高い（**表1**）。

　歯周病は歯肉縁下プラークが原因の疾患で、その歯肉縁下プラークをバイオフィルムという。つまり、歯周病はバイオフィルム感染症である。そのバイオフィルム内に存在する細菌において治療やメインテナンスが困難な細菌をレッドコンプレックスと表現している。一般的な感染症と異なり単体で細菌が存在している訳ではなく、バイオフィルム感染症であるゆえに歯周病の病気の解明が難しいのである。歯周病の原因菌は嫌気性菌なので、ポケットデプスと相関関係にある。つまりポケットデプスが深くなればレッドコンプレックスに近づく。

　筆者の実感としては、メインテナンス患者の歯周ポケットは4mmから問題が生じやすく、6mm以上を超えると歯を守るのが困難になると考える。

【論文】
Socransky SS, Haffajee AD: Dental biofilms: difficult therapeutic targets. Periodontol 2000, 28: 12-55, 2002.

【内容】
　口腔内に存在している数百種類の細菌を、歯周病への関与が高い順に分類し、ピラミッド状に図式化した論文。レッドコンプレックスと呼ばれる3種類はピラミッドの頂点に位置し、重度歯周炎に最も影響を及ぼしているといわれている。

図❶　レッドコンプレックスに関する論文

表❶　論文内に示された細菌群の分類

1. レッドコンプレックス	P.gingivalis／T.forsythia／T.denticola
2. オレンジコンプレックス	P.intermedia／P.nigrescens／C.rectus／F.nucleatum／E.nodatum／P.micros
3. イエローコンプレックス	Streptococcus 属
4. グリーンコンプレックス	Capnocytophaga species／A.acutinomycetemcomitans serotype a／E.corrodens
5. パープルコンプレックス	V.parvula／A.odontolyticus
6. ブルーコンプレックス	Actinomyces 属

バイオフィルム

　バイオフィルムは、さまざまな種類の細菌が住む家と考えるとわかりやすい（**図1**）。どのように歯肉縁下プラーク、バイオフィルムが形成されるのかを解説する。

バイオフィルムの形成順序

● Step 1　ペリクルの形成
　きれいな根面上に最初に作られるのが、ペリクル（pellicle）である。ペリクルは歯肉縁上では唾液、歯肉縁下では歯肉溝滲出液中の糖タンパクやタンパクから作られる膜で、更地になって数時間で形成される。ペリクルには、特定の細菌が付着するレセプターがあり、バイオフィルムの形成の最初のステップに欠かせない。

● Step 2　不可逆的な付着と成長
　最初にペリクルに付着してくる細菌（early colonizers）は、グラム陽性菌の*Streptococci*や*Actinomyces*である。これらの細菌はその数を増やしながら新たに住み着いてくる足場も提供する。前述の線毛はペリクルへの付着だけでなく、他の菌との付着にも重要である。

● Step 3　成熟
　細菌が手を取って集まってくる現象を共凝集（coaggregation）といい、バイオフィルムが成熟する。バイオフィルムが成熟すると、内部で栄養素と廃棄物の交換が行われるようになる。

● Step 4　分散
　成熟したバイオフィルムから細菌が放出され、新たな表面でのバイオフィルムを形成する。

【論文】
Donlan R M. Costerton J W: Biofilms: survival mechanisms of clinically relevant microorganisms. Clin Microbiol Rev, 15: 167, 2002.

【内容】
　細菌が付着して作り出した共同体であり、細菌が不可逆的に基質や界面あるいはお互いに付着しているのが特徴である。自ら作り出した細胞外重合体に埋没し、増殖率や遺伝子の転写に関して表現型が変化している。

図❶　バイオフィルムに関する論文

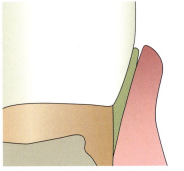
図❷ 健康な人の歯肉縁下バイオフィルム

図❸ 深い歯周ポケット内部の歯肉縁下バイオフィルム

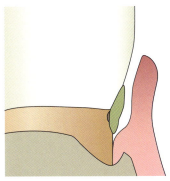
図❹ 根面や歯石に付着している付着性バイオフィルム（attached plaque）

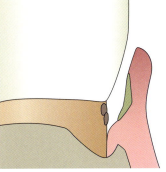
図❺ 歯肉溝上皮に付着している上皮関連性バイオフィルム（epithelium-associated plaque）

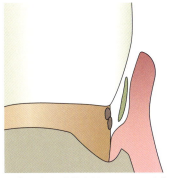
図❻ 歯肉溝滲出液のなかを浮遊している非付着性バイオフィルム（浮遊性プラーク）（unattached plaque）

歯肉縁下バイオフィルム

　歯周病のおもな原因は、歯肉縁下バイオフィルムと考えられている。歯科衛生士が計測する歯周ポケット内部に存在するのが歯肉縁下バイオフィルム（歯肉縁下プラーク）である（図2、3）。歯科衛生士業務の最大の目的は、バイオフィルムの破壊と除去である。

　歯科衛生士が知っておくべき歯周ポケット内部に存在する歯肉縁下バイオフィルムのバリエーションを図4～6に示す。施術にあたり、よく理解しておく必要がある。

KEY Point

1. 歯周ポケットが深い場合、バイオフィルムの破壊が難しくなり、歯周病のコントロールが困難になる

2. 歯周ポケット内部に存在するバイオフィルムは、歯根側に付着した付着性バイオフィルム、歯肉溝上皮に付着している上皮関連性バイオフィルム、歯肉溝内滲出液に浮いている浮遊性バイオフィルムがある。どのようにこれらのバイオフィルムを破壊するかが、メインテナンスの予後に大きく影響する

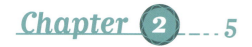

薬剤による歯周病の治療が困難な理由

バイオフィルムは、時間の経過とともに形成される細菌の要塞と考える。細菌の作り出すバイオフィルムはさまざまな刺激に対して耐性をもつことが知られている。

図1の論文より、バイオフィルム内に薬剤が浸透しにくいことがわかる。この論文に限らず、バイオフィルムに薬剤が効きにくいことは多くの文献で証明されている。現在の歯科医学の大きな課題の一つが、バイオフィルム感染症の治療である。

バイオフィルムは日常的に見ることができる。具体的に例を挙げれば、キッチンのシンク周りに付くヘドロ状の層のことである。つねに乾燥している部位にはできないが、湿った状態で栄養素が豊富なキッチンのシンクはバイオフィルムができやすい。このヘドロ状のバイオフィルムを薬剤できれいにすることは非常に困難であることは、経験的にわかるだろう。

現状では、バイオフィルムは機械的な排除が推奨されている。歯科衛生士のメインテナンスの一番も目的は、歯周ポケット内のバイオフィルムの破壊と除去である。スリーステップ秋山メソッドは、バイオフィルムの破壊と除去に極めて有効なテクニックである。

【論文】
Suci P A. et al: Investigation of ciprofloxacin penetration into Pseudomonas aeruginosa biofilms. Antimicrob Agents Chemother, 38: 2125, 1994.

【内容】
Pseudomonas aeruginosa からなるバイオフィルムに抗菌薬 ciprofloxacin を拡散させる実験を行った。無菌的な培養液中では40秒かかったが、バイオフィルム内においては21分もかかった。細菌バイオフィルム内には抗菌薬が非常に染みこみにくいことを意味する。すべての薬剤が浸透しにくい。

図❶ バイオフィルムと薬剤に関する論文

KEY Point

1 歯周病を感染症と考え、抗菌薬で治療しようとしても難しい。理由は歯周病のおもな原因が歯周ポケット内のバイオフィルム感染症であるためである。抗菌薬で治療しようと考えた場合、数百倍から数千倍の薬剤が必要になり患者に重篤な副作用が起きてしまう。薬剤を投薬することで患者の生命を危険に晒すことはできない

Chapter 2 --- 6

免疫が及びにくい
歯周ポケット内の特殊環境

　歯周ポケット内部は、発生学的に大きく分かれる境目に位置し、体の外部でも内部でもないハイブリッドな部位である。もし歯周ポケット内部周囲に血液が流れ、体の内部になっていれば、バイオフィルムは形成されにくい。歯周ポケット内部は体の内と外の境界エリアである。

　体の内部にインスルメントを到達させることは、激しい痛みと出血を伴う。歯周ポケットは境界エリアなのでインスツルメントを到達させることができるが、その構造上汚れをきれいにすることができない。歯肉溝内滲出液などの防御機構があるが、体内にあるような高度な免疫システムは存在しないため、歯周ポケット内部にバイオフィルムを形成されてしまうのだと考えて矛盾しない。

KEY Point

1 歯周ポケット内部は体の外部と内部、発生学的に大きく分かれる境目で体の外部でも内部でもない。歯周ポケット内部は体の外と内の境界エリアである

2 歯周ポケット内部は体の外と内の境界エリアで、歯周ポケットが深くなればバイオフィルムが増え悪性度が増す

3 歯周ポケットが深くなれば構造的に容易にバイオフィルムの破壊・除去が難しくなる

4 歯周ポケット内部が同じ環境でも、約11％は歯周ポケットが深くならず、約81％は徐々に歯周ポケットが深くなり、8％は短期間で歯周ポケットが深くなることをChapter2-2の論文で示した。歯周ポケットが深くなり、バイオフィルムが増えるとレッドコンプレックスになることを理解すること

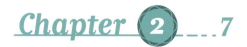

マイクロメインテナンスにスリーステップ秋山メソッドが必須な理由

　ここまで、エビデンスベースで歯周病、歯周ポケット、バイオフィルムについて解説してきた。そのうえで、マイクロメインテナンスにスリーステップ秋山メソッドが必須なのかを解説する。

バイオフィルムを完全に除去・破壊できるのか？

　口腔内は、バイオフィルムができるのに最適な環境である。バイオフィルムは比較的短時間で形成されることがわかっており、メインテナンス時にすべてのバイオフィルムを排除することは歯周ポケットの構造上難しい。これらのことを考慮すると、メインテナンス時にバイオフィルムを完全に排除して歯周病を予防するという考え方は、非現実的で難しいことが容易にわかる。ではどのように考えるべきだろうか。

　前述した細菌バイオフィルムの形成順序を考えると、バイオフィルムが形成されてから時間とともに悪性度が高まり、感染を波及させることがわかる。つまり、バイオフィルムがそのまま温存されると、歯周病が進行するのである。また、歯周ポケットは境界エリアなのでインスツルメントを到達させることはできる。そして、薬剤で排除できないバイオフィルムの特性を考えれば、機械的な排除が現実的な手段となる。

　メインテナンス時に歯周ポケットに超音波スケーラーチップを入れて、歯肉溝内のバイオフィルムを外部に出すようなインスツルメンテーションを行うと、バイオフィルムを破壊・除去できる。

　完全制圧することはできないが、バイオフィルムを破壊・除去することで、病原性を弱体化することは可能である。

歯周病予防にスリーステップ秋山メソッドが必須である理由・スリーステップ秋山メソッドペリオビュー

　60分のアポイントで歯科衛生士がメインテナンスにかけられる時間を50分と考えた場合、上下左右の歯を6ブロックとすると、かけられる時間は1ブロック約8分20秒である。さらに唇・頬側と舌・口蓋側を分けて考えると、各部位4分が目安になる。4分で安全かつ確実に歯周ポケット内のバイオフィルムを破壊することは、容易ではない。

　拙著『スリーステップ秋山メソッド BASIC　最低倍率でも大きなメリットがある

顕微鏡テクニック』で詳しく述べたとおり、スリーステップ秋山メソッドの大きな柱の一つに、超立体的ポジショニングというものがある。スリーステップ秋山メソッドを応用すれば、歯周ポケットを連続で超立体的に認識できるので、安全に短時間で歯周ポケット内部のバイオフィルムを破壊できる。

図1～8に、スリーステップ秋山メソッドの部位別の超立体視のスライドを示す。連続した歯周ポケットにアプローチできることがわかるだろう。歯周ポケットにフォーカスしたポジショニングを、スリーステップ秋山メソッドペリオビュー（The Three Step Akiyama Method Perio View）と呼んでいる（詳細はChapter4-8にて後述）。図1～8はノーマルなスリーステップ秋山メソッド3Dビューである。

続いて、**図9**をみてほしい。秋山のペリオドンタルマイクロプローブで2mmの歯周ポケットであることがわかる。歯周ポケット内の浮遊性バイオフィルムがプローブにより外に出されたことを示している。

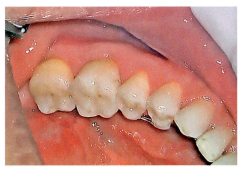
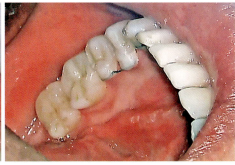

図❶　P1ポジショニング・左下臼歯部立体視ポジショニング

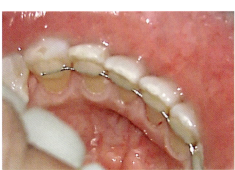
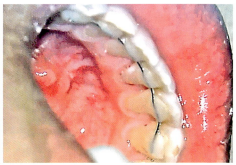

図❷　P2ポジショニング・下顎前歯部舌側立体視ポジショニング

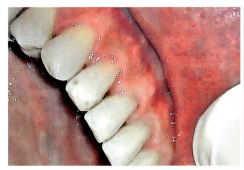
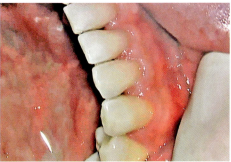

図❸　P3ポジショニング・下顎前歯部唇側立体視ポジショニング

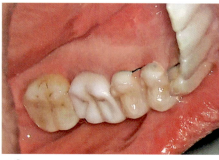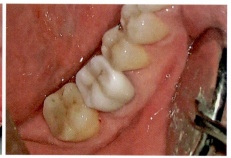

図❹ P1ポジショニング・右下臼歯部立体視ポジショニング

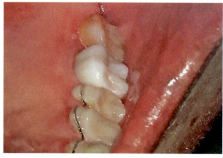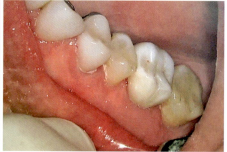

図❺ P4ポジショニング・右上臼歯部立体視ポジショニング

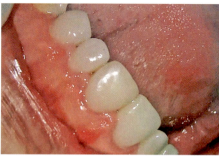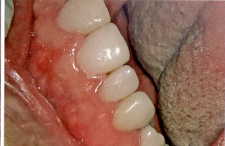

図❻ P5ポジショニング・上顎前歯部唇側立体視ポジショニング

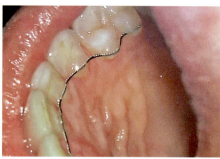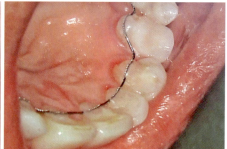

図❼ P6ポジショニング・上顎前歯部口蓋側立体視ポジショニング

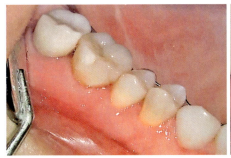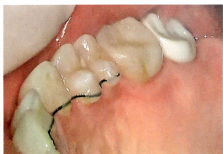

図❽　P4ポジショニング・左上臼歯部立体視ポジショニング

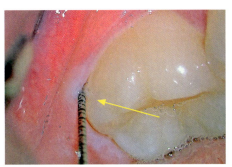

図❾　秋山のペリオドンタルマイクロプローブにより、歯周ポケット内の浮遊性バイオフィルムが外に出された

KEY Point

1　口腔内のバイオフィルムは薬剤で完全に排除することは困難である（非常に強力な薬剤は危険）。機械的な排除が最も効率的である。メインテナンス時に歯周ポケット（歯肉溝内）に超音波スケーラーチップを入れて歯周ポケット内部（歯肉溝内）のバイオフィルムを外部に出すようなインスツルメンテーションを行うと、内部のバイオフィルムを破壊・除去できる。この操作は肉眼やルーペ、通常の顕微鏡応用のメインテナンスでは難しい。バイオフィルムを完全に排除することはできないが、バイオフィルムを破壊・除去することで病原性を弱体化することは可能であり、これがマイクロメインテナンス時の歯周病予防の方法である。ここまでの解説で、エビデンスベースで歯周病についての理解が深まり、マイクロメインテナンスの目的を理解できたと考える

2　超短時間で歯周ポケット内のバイオフィルムを破壊するためには、歯周ポケットの構造を立体的に把握する必要がある。スリーステップ秋山メソッドを応用すれば、それが可能となる（図1～8の術野がその証明となるだろう）。歯周ポケット内のバイオフィルムを破壊するという非常に高度で困難な作業を、スリーステップ秋山メソッドならば容易に実践できる

グラム陰性桿菌の特徴

　歯周病に関連しているといわれている細菌は嫌気性菌であり、グラム陰性の桿菌が代表的である。このグラム陰性の桿菌は、内毒素をもっている。この内毒素が歯周病を難治性にしている一つの要因と考えている。

　図1のようにグラム陰性桿菌の膜は2重構造になっており、一番外側の外膜にリポ多糖体である内毒素（LPS）がある。歯周病治療の他の問題点として、グラム陰性桿菌の内毒素が挙げられる。内毒素のリポ多糖体は直接的に免疫反応と組織損傷の引き金となる。深いポケット内に存在するグラム陰性桿菌の内毒素は歯根面に付着し、歯根面に付着した内毒素が大きな問題になる。

　バイオフィルム内に歯周病原因細菌がいると、歯根表面に内毒素が付着してしまう。内毒素は炎症の引き金になり、歯根表面に付着した内毒素を完全に排除しないと消炎しない。図2の論文は、内毒素が歯根表面に付着していることを証明している。歯周病の治療が難しい理由として、バイオフィルムに薬が効かないこと、構造的に汚れを明視野下で排除しにくいことに加えて、歯根表面に内毒素が付着していることが挙げられる。明視野下でもこの内毒素は見えないのだが、歯根に付着した内毒素を完全に排除しないと炎症を止められない。歯周病の治療は、非常に複雑で難しいのである。

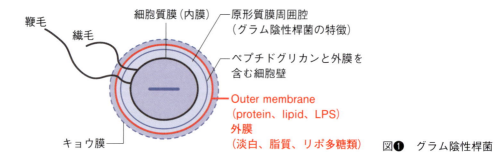

図❶　グラム陰性桿菌

図❷　内毒素が歯根表面に付着していることを示す論文

Chapter 2 __ 9

なぜ歯周治療は難しいのか

　歯周治療の研究は現在華やかで、再生療法や全身疾患との関係など、さまざまな研究が進んでいるが、依然として高い有病率に変化はない。この事実に目を背けていては、歯周治療は成功しないと考える。歯周病が治癒しにくいという事実には、必ず大きな原因があるはずである。

SRP の問題

　図1は歯肉のフラップを開けずに、クローズドな状態で SRP を行い、評価した論文である。リサーチの結論としては、ポケットの深さが平均で3.73mm以上になると、歯肉を開けないで行う SRP は汚れの取り残しが生じるとしている。筆者は、この論文が提示している内容が、依然として高い歯周病の有病率の原因の1つと考えている。

　歯周病を治療する際、現在ではまず、歯周基本治療が行われる。歯周基本治療とは、プラークコントロールだけでなく、歯肉縁下の SRP なども行ってその予後を確認し、予後不良の患者に対して外科処置も行う。歯周基本治療時の SRP は、手指の感覚で行われる。歯周ポケットの深さが4mmを超える場合、根面の汚れを完全に取りきることはできない。これが歯周病治療を複雑にしている原因の1つと考えている。歯周病の原因を完全に排除できていない現実に、目を背けてはならない。

　歯周病治療の常識として、歯周病に罹患した歯の根面の汚れを手指の感覚で除去している。他の判断方法としては、SRP 時の音や歯周ポケット内部から出てきた物質の色などで判断する場合もある。歯周ポケット内部の汚れを、手指の感覚で除去する場合の大きな問題点として、根面の汚れが除去しきれているか、除去しきれていないかの判断が困難である点が挙げられる。取り残しをおそれて歯質を削りすぎたり、低侵襲にこだわって汚れを取り残していれば、歯周病は治癒しない。現在広く行われて

【論文】
Stsmbaugh RV.et al : The limits of subgingival scaling. Int J Periodontics Restorative Dent. 1(5): 30-41, 1981.
【内容】
　歯周ポケットの深さが平均3.73mm以上になると、取り残しが多くなる。

図❶　フラップを開けずに行われた SRP を評価した論文

いる手指の感覚で行う歯周病治療は、こうしたジレンマから抜け出せていない。

また、感覚だけで行うデブライドメントは、インスツルメントが当てやすい部分がオーバートリートメントになりやすい。その一方で、インスツルメントが当てにくい部分の汚れが残ってしまう。その結果、歯周病が治らないのみならず、オーバートリートメントされた部分は象牙細管が開放し、知覚過敏が起きる可能性が高いと考える。

歯周外科処置の問題

現在の歯周治療においては、歯周基本治療で歯周病が完治しない場合、外科処置が行われる。歯周病治療における外科処置の考え方は、歯肉を切開して歯周病に罹患している歯の歯根を明視野にし、歯根表面のデブライドメントを行うというものである。感染していると思われる不良肉芽の掻爬などが行われる。明視野下で汚れを除去するのだから、汚れを取りきれると普通は考えるが、実際には汚れの多くが取り切れていないという（**図2**）。こうした研究結果を、われわれは真摯に受け止めなければならない。

図3、**4**の論文も、図2の論文と同様の結論を示唆している。歯周病に罹患した歯の歯根の汚れは、明視野下であっても完全に取り切ることができないのである。そして、図4の論文の一節が、現在の歯周病治療の問題点を的確に表現していると考える（**図5**）。

すなわち、"conventional instrumentation may be limited"「従来の汚れの取り方では、歯周病を治すことは限界だろう」ということである。

再生療法の臨床応用など、歯周治療に関する研究が盛んに行われているのに、歯周病の有病率が依然として高いのは、歯周病治療において一番の基本である「感染を完全に排除できていない」現実が存在しているからだと筆者は考える。今後将来的にすばらしい治療法や薬剤が開発されても、取り残しが発生する感覚に頼ったSRPが続けられると、歯周病の有病率を下げることは難しいだろう。

一連の問題の解決策は、顕微鏡を応用したスリーステップ秋山メソッドであると筆者は考える。

図6に、症例を示す。スリーステップ秋山メソッドを応用したデブライドメントであれば、取り残しなく、理想的な根面にすることができる。スリーステップ秋山メソッド応用デブライドメントは、従来のコンベンショナルな施術とは異なる、まったく新しいデブライドメントのテクニックである。

【論文】
Caffesse RG, et al: Scaling and root planing with and without periodontal flap surgery. J Clin Periodontol, 13(3): 205-210, 1986.
【内容】
フラップを開けてSRPした歯を抜歯して拡大鏡で調べたら、24％取り残しがあった。

図❷　SRP後の取り残しに関する論文①

【論文】
Buchanan, et al: Calculus removal by scaling/root planing with and without surgical access. J Periodontol, 58(3): 159-163, 1987.
【内容】
フラップを開けてSRPを行った歯を抜歯して拡大鏡で調べたら、14％取り残しがあった。

図❸　SRP後の取り残しに関する論文②

【論文】
H C Fleischer, et al: Scaling and root planing efficacy in multirooted teeth. J Periodontol, 60(7): 402-409, 1989.
【内容】
フラップを開けてSRPした歯を抜歯して拡大鏡で調べたら、18％取り残しがあった。

図❹　SRP後の取り残しに関する論文③

In conclusion, within the limits of this study, the results suggest that both surgical access and a more experienced operator, significantly enhance calculus removal in molars with furcation invasion, but that total calculus removal in furcations utilizing conventional instrumentation may be limited.

図❺　図4論文の一節「従来の汚れの取り方では、歯周病を治すことは限界だろう」（下線部）

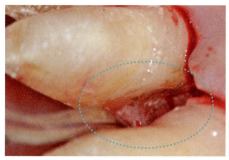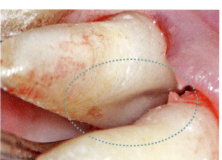

図❻　4ヵ月前に他院にて3の歯周外科を行ったが、予後不良のため当院に紹介されたケース。左：初診時、歯根のヘコミに汚れが付いていた。右：筆者がスリーステップ秋山メソッド応用デブライドメントを行った後の状態

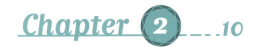

Akiyama Hypothesis of Idiopathic Dentinal Tubule Opening Syndrome（秋山の医原性象牙細管開放症候群仮説）

内毒素と歯根表面の関係

　図1の論文によると、内毒素（LPS）は歯根内部までは浸透していない。論文が正しいならば、人為的な行為が行われていない歯根に付着した内毒素は、簡単に洗い流せることになる。しかし実際の歯周治療において、簡単に内毒素を洗い流すことはできていない。その理由を考察していく。

スケーリングと歯根表面

　歯周病に罹患した歯の歯根表面を手指の感覚でデブライドメントを行った場合、見えないがゆえに必要以上にSRPを行いやすく、インスツルメントが当たりやすい部位がオーバートリートメントになりやすい。オーバートリートメントの部分は象牙質が露出する一方で、インスツルメントがうまく当たっていない部分の歯根表面には汚れが残る可能性が高い。この現象が、歯周治療を困難にしている大きな要因の1つではないかと筆者は考えている。

　図2の論文に掲載されているような現象は、歯周基本治療時や外科処置時に起きている可能性が高い。現在、手指の感覚に頼ったデブライドメントは広く行われているが、オーバートリートメントによって歯根表面の象牙細管が開放する現象が、歯周病を難治性にしているのではないかと考えている。

　象牙細管が開放している歯根面の接している歯周ポケット内部の感染を完全に排除できない場合、歯周ポケット内部の細菌が象牙細管内に深く侵入する可能性が高い。仮にグラム陰性桿菌が象牙細管内深く侵入した場合、たとえ細菌が死滅したとしても、内毒素が象牙細管内深くに残ってしまい、難治性の歯周病になってしまう。この現象が、歯周病の治療を困難にしている原因と考えている。

　また、歯肉退縮させた場合は、内毒素に汚染された歯根面が露出するので炎症は排除できるが、理想的な治療とは考えにくい。象牙細管の開放と歯周病原細菌との関係を検証してみる必要がある。

> 【論文】
> Daly DG, et al : Histological assessment of periodontally involved cementum. J Clin Periodontol, 9: 266, 1982.
>
> 【内容】
> 内毒素（LPS）はセメント質に浸透せず、表層にゆるく付着しているだけである。

図❶　内毒素は歯根内部までは浸透していないとする論文

> 【論文】
> Dahiya P, Kamal R, Gupta R, Pandit N: Comparative evaluation of hand and power-driven instruments on root surface characteristics: A scanning electron microscopy study. Contemporary Clinical Dentistry, 2: 79-83. 2011.
>
> 【内容】
> 　ハンドスケーラー、超音波スケーラーを用いてデブライドメントを行った歯根表面を、走査型電子顕微鏡（Scanning electron microscope）で観察した。ハンドスケーラー、超音波スケーラーともに観察した試料のなかに、歯根表面に象牙細管の開口を認める試料が存在した。

図❷　デブライドメントを行った歯根表面を、走査型電子顕微鏡で観察した論文

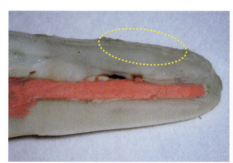
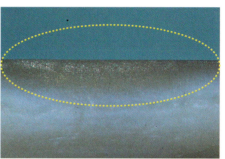

図❸　左：黄色い点線部分をデブライドメントして、象牙質を露出させてみた。簡単に象牙質が露出した。右：黄色の点線部分が露出した象牙質である。象牙細管が開放しているのが拡大視野下で観察できる

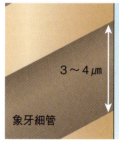
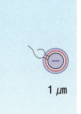
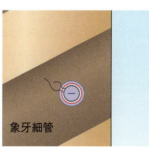

図❹　象牙細管の直径と歯周病原細菌の直径（象牙細管内にグラム陰性桿菌は容易に侵入する可能性がある）

象牙細管の開放と歯周病原細菌との関係

　オーバートリートメント部分は象牙質が露出すると述べたが、象牙質が露出すると象牙細管も露出することになる（図3）。図4は象牙細管の直径を示したものである。象牙細管は直径3〜4μmである一方で、歯周病原細菌の大きさは1μmである。図3右のように、象牙細管内にグラム陰性桿菌が容易に侵入してしまう。この現象が、歯周基本治療後の口腔内で起きているのではないか。歯根内部に侵入した菌が死滅したとしても、菌が発する内毒素を完全に排除することは非常に困難である。

図❺　デブライドメント後に歯周病が完全に治癒していない場合、歯周ポケット内部で起きていると思われる現象（イメージ）

象牙細管の開放と歯周病原細菌との関係

　デブライドメント後に歯周病が完全に治癒していない場合、歯周ポケット内部で起きていると思われる現象を図5に示す。歯周基本治療で盲目的に汚れを排除後、象牙細管が開放するとグラム陰性桿菌が象牙細管内に侵入する可能性がある。その場合、予知性が悪くなる。

　これらの現象を、筆者は「Akiyama Hypothesis of Idiopathic Dentinal Tubule Opening Syndrome」（秋山の医原性象牙細管開放症候群仮説）と呼んでいる。秋山の医原性象牙細管開放症候群仮説に則った象牙細管内部への感染の拡大の様子を、図6～13に示す。

　歯周基本治療で歯周ポケット内のバイオフィルムは破壊される。もし深い歯周ポケットが歯周基本治療後も残っていれば、すぐに歯周バイオフィルムが出現する。グラム陰性桿菌は歯周基本治療で完全に排除できないため、歯周バイオフィルム内にグラム陰性桿菌が出現し、病原性を発揮するとともに、歯周基本治療によって開けられた象牙細管内に侵入する。その後、歯周外科処置により運よくバイオフィルムを完全に除去できたとしても、象牙細管内部の細菌や内毒素を排除できないため、歯周病は治癒しない。また、象牙細管内部の細菌を殺せたとしても、内毒素によって歯周組織は再生しない。

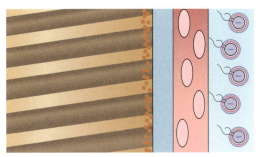

図❻ 歯周病に罹患した状態のポケット内部

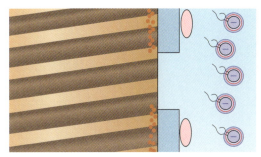

図❼ 歯周基本治療によって象牙細管が開放されている

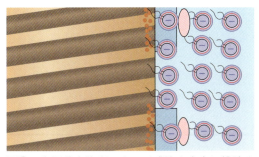

図❽ 歯周基本治療によって感染を完全に排除することが困難であるため、象牙細管周囲に歯周病の原因菌の感染が及ぶ

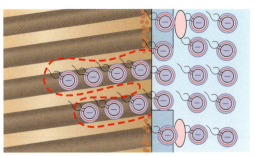

図❾ 象牙細管の内部に歯周病の原因菌であるグラム陰性桿菌が侵入。赤い点線は、内毒素の汚染を示す

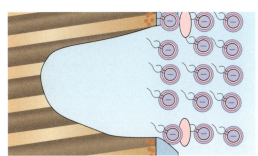

図❿ 外科処置を行っても、感染を完全に排除することは難しい

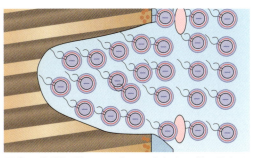

図⓫ 外科処置によりさらに内部まで削り取られた象牙質

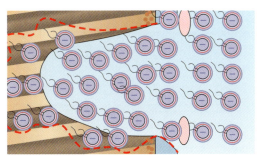

図⓬ さらに象牙細管内にグラム陰性桿菌が侵入し、歯根内部に内毒素が侵入する

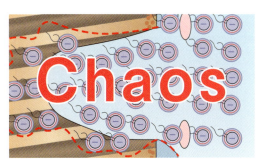

図⓭ 象牙細管の内部にある内毒素を排除することは困難である。感染・内毒素・歯根損傷による知覚過敏により、歯周病治療をカオス状態にさせる

Chapter 2 10

KEY Point

1 歯周病は、細菌感染と同時にバイオフィルム感染症でもある。バイオフィルムに薬剤はほとんど効果がない。歯周基本治療において、感覚で汚れを排除してもフラップを開けても感染の完全な排除は難しい

2 もし感染を運よく排除できても、内毒素が内部に残っている。内毒素を完全に排除できなければ、歯周病の治癒はない。内毒素は薬剤で無毒化できない

3 歯周基本治療後に象牙細管内に内毒素が入ったら、何をやっても元に戻すのは困難。まさにカオスである

4 以上の理由により、薬剤による歯周病の治療は困難で、無菌化・無毒化を１回で行わないかぎり治癒は難しいと考えて矛盾しない

5 歯周外科処置時に運よくバイオフィルムを完全に破壊し、歯根表面に付着する汚染物質をすべて除去できたとしても、象牙細管内部の細菌や内毒素を排除できないので治癒しない

6 仮に象牙細管内部の細菌を殺せたとしても、象牙細管内部に内毒素が残るので歯周組織は再生しない

7 これら一連の現象を、「Akiyama Hypothesis of Idiopathic Dentinal Tubule Opening Syndrome」（秋山の医原性象牙細管開放症候群仮説）と呼んでいる

8 知覚過敏症の多くは、メインテナンス時のオーバーインスツルメンテーションにより生じている可能性が高いと考える。歯科衛生士のメインテナンスにおける技量と知覚過敏症は相関関係がある

【知覚過敏症と歯科衛生士の関係】

歯周基本治療時に象牙細管の開放がオーバーインスツルメンテーションで起きた場合、臨床的に起きる現象は何だろうか。答えは明白で、知覚過敏である。歯科衛生士の技量と知覚過敏は密接に関係がある。筆者は30年以上メインテナンスに従事しているが、知覚過敏症を起こした患者は１人もいない。

多くの歯科衛生士が、知覚過敏は磨き過ぎなど患者サイドに原因があると信じているが、筆者の臨床経験上、知覚過敏症の多くは医原病である可能性が高いと考える。もちろん科学的根拠は低いが、予防で有名な海外の長期症例を見ると、歯根が凹んでいることが多い。これは、メインテナンス時に歯科衛生士が歯根を削っていることを示唆している。

歯科衛生士によるオーバーインスツルメンテーションの問題は、きわめて大きい。

Mini Column

Chapter 2 ...11

新しい歯周治療の概念「Preparative Therapy」

　感覚で行う歯周基本治療が、Akiyama Hypothesis of Idiopathic Dentinal Tubule Opening Syndrome」（秋山の医原性象牙細管開放症候群仮説）を引き起こすことを述べてきた。結果として、歯周病の治療は段階的に歯根の汚れを排除するのではなく、一度に無菌化・無毒化を行う必要があることも証明できたと考える。そこで、歯周病の治療における新しい概念が必要になる。それが、歯周基本治療の代わりとなる概念、Preparative Therapy（準備治療）である。

　本項に続いて、歯周再生療法のテクニックを紹介するが、その方法は歯肉を切開せずに、歯肉溝内を無菌化・無毒化させるテクニックで、The Gingival Sulcus Access Flap Micro Surgery（G-SAF）という。歯周基本治療時に、秋山の医原性象牙細管開放症候群仮説を引き起こすとしても、一時的ではあるが歯頸部歯肉がしまる。この現象が起きると、G-SAF は不可能になる。そこで、手術前に歯根面の付着物をいっさい除去しない。ただし、いきなり G-SAF を行うには炎症が強すぎる。手術前に患者教育、とくに TBI やプラークコントロールを理解、実践させる。同時に、Akiyama Micro Maintenance Technique でメインテナンスを定期的に始める。歯周病の治療はすべて再生療法で、基本的に歯周病の罹患前の状態に戻すことが目標になるので、患者教育により再生療法について理解させ、激しい炎症が抑えられた後に、G-SAF へ移行する。

　筆者の考えでは、歯科衛生士業務はメインテナンスであり、歯周病のデブライドメントはすべて再生療法になるので、歯科衛生士業務ではない。

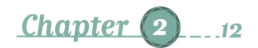

歯周治療における イノベーション

　再生材料や成長ホルモンなどの研究が進んでも、一番大切なことは歯周ポケット内の無菌化と無毒化であり、ここにイノベーションが起きないと、歯周病を治癒させることは難しい。本項では歯周ポケット内の汚れを排除するテクニック、まったく新しい無菌化・無毒化を行うイノベーションを解説する。

人間の知覚（五官）の割合

　従来の歯周基本治療では、触覚に頼った施術が行われている。日科技連出版教育機器編集委員会（1972）「産業教育機器システム便覧」によると、五官における知覚の割合は、視覚器官83％・聴覚11％・触覚1.5％・味覚1.0％であるとしている。
　わずか1.5％の触覚に頼った歯周基本治療の予知性が非常に悪いことは、必然といえる。まったく新しい汚れを排除するイノベーションは、この報告から判断すれば「視覚」を重視すべきという結論になる。

拡大と情報量

　拡大時の情報量について十分認識、理解しておかなければいけない。人間の五官において、80％以上の情報を視覚から受けとっている。そして、拡大された視覚の情報量は、その拡大率の二乗になることが知られている。つまり、2倍の拡大率の情報量は、1倍の拡大率（裸眼）に対して4倍の情報量ということになる（**図1**）。

拡大と明るさ

　拡大した視野は暗くなる。ルーペでは限界があるので、顕微鏡を選択することになる。顕微鏡の光源は、筆者が知るかぎり3種類（①ハロゲンライト、②キセノンライト、③LEDライト）存在する。顕微鏡の使用に際し、光源は非常に大切である。キセノンライトは明るく切れのよい白い色の光源で、かつては広く使用されていたが、目に悪いという致命的な欠点があり、近年ではLEDライトが開発され普及している。以前のLEDライトは黄色で弱い感じの光源だったが、最近のものは白く強力な光源が出現したので、新しいタイプのLEDライトを推奨する。

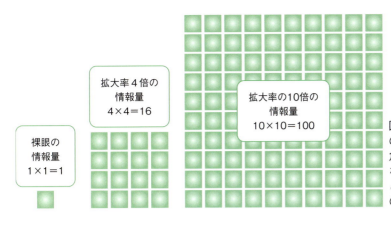

図❶ 拡大率と情報量の関係。裸眼では、四角が1個分の情報量になる。拡大率が10倍だと10の二乗、100個分の情報量となる

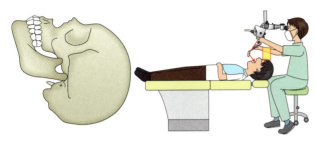

a：12時のポジショニングでの術者と患者の頭部の位置関係

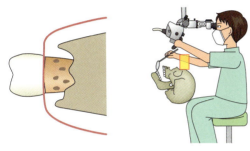

b：上顎の小臼歯のスケーリングを行おうとすると、図の位置に歯と術者がくる

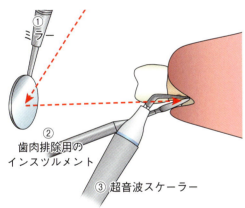

c：12時のポジショニングで歯科医師・歯科衛生士がデブライドメントを行おうとすると、ミラー・歯肉排除用のインスツルメント・超音波スケーラーを使うために、術者の手が3本必要となる。この状態で治療するのは非常に難しい

図❷ 従来の顕微鏡の応用方法によるメインテナンス

顕微鏡の応用方法

　従来の顕微鏡の応用方法によるメインテナンスは非効率的であり、時に肉眼に負け、危険である。従来の顕微鏡の応用方法で歯周病に罹患した深い歯周ポケット内の汚れを排除することは、非常に困難である（図2、3）。

　では、スリーステップ秋山メソッドではどうだろうか。

　スリーステップ秋山メソッドならば、従来の顕微鏡の応用時のミラーの位置に顕微鏡をもっていくことが可能である。スリーステップ秋山メソッドならば、通常の歯周

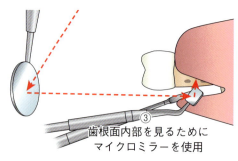

a：非常に深いポケットの歯肉を排除する。そのときにミラーを持つ手と、歯肉を排除するインスツルメントを持つために手が2本必要になる

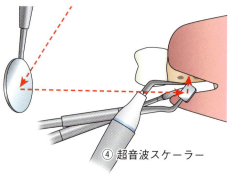

b：歯周ポケットが非常に深い場合、口腔内に挿入したミラーのみでは、内部の歯根表面の汚れを見ることができないために、歯肉溝内部にマイクロミラーを挿入しなければならない。マイクロミラーを持つために、3本目の手が必要になる

c：さらに、超音波スケーラーを持つための4本目の手が必要になる

図❸　従来の顕微鏡の応用方法による、深い歯周ポケットへのデブライドメント

病を2本の手で治療できる。しかし、非常に深い歯周ポケット内の汚れの無菌化・無毒化を行うとなると、残念ながら図3のように2本分の手が足りない。そこで、さらなるイノベーションが必要となる。

新しいインスツルメント　秋山のマイクロミラー付き剥離子

　秋山のマイクロミラー付き剥離子は、インスツルメントのイノベーションである。秋山のマイクロミラー付き剥離子は、マイクロミラー機能、剥離機能、リトラクター機能という3つの機能を1本に有した、世界初のインスツルメントである（図4）。拡大明視野下で歯根表面の汚れを観察しながらデブライドメントを行う新しい歯周病治療において、秋山のマイクロミラー付き剥離子が主役といっても過言ではない。秋山のマイクロミラー付き剥離子の応用方法をいかにマスターするかが、拡大明視野下で歯根表面の汚れを観察しながらデブライドメントを行う、新しい歯周病治療における鍵となる。

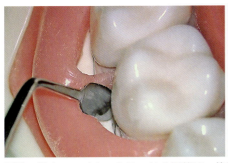
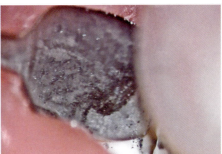

図❹　秋山のマイクロミラー付き剝離子、使用時の様子

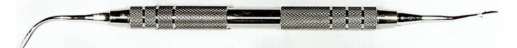

図❺　秋山のマイクロミラー付き剝離子。上顎前歯部用：3.5㎜、Normal（製作：シオダ、販売：日本歯科商社）（意匠登録取得）

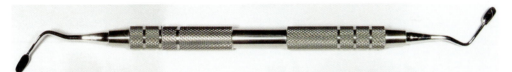

図❻　秋山のマイクロミラー付き剝離子。大臼歯部：3.5㎜、Normal（製作：シオダ、販売：日本歯科商社）（意匠登録取得）

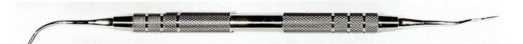

図❼　秋山のマイクロミラー付き剝離子。下顎前歯部用：2.5㎜、Small（製作：シオダ、販売：日本歯科商社）（意匠登録取得）

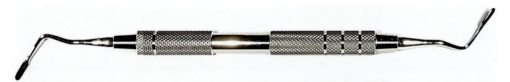

図❽　秋山のマイクロミラー付き剝離子。小臼歯部用：2.5㎜、Small（製作：シオダ、販売：日本歯科商社）（意匠登録取得）

※ YouTube "Akiyama's マイクロミラー付き剝離子"で検索すればその使用方法が動画で解説されている

　秋山のマイクロミラー付き剝離子は、上顎前歯部用・下顎前歯部用・大臼歯部用・小臼歯部用の４種類ある（図５～８）。スリーステップ秋山メソッド応用下でも、深い歯周ポケット内部の歯根表面を、すべて直視下で観察することは難しい。歯周ポケット内にマイクロミラーを挿入しないと、歯根表面を観察できないからである。

　そこで、秋山のマイクロミラー付き剝離子を使用するのである。この１本で、歯肉を排除するリトラクター機能、歯肉を剝離する機能、深い歯周ポケット内部に挿入して歯根表面を観察するマイクロミラーの機能を有しているため、深い歯周ポケット内の汚れをスリーステップ秋山メソッド応用下で、無菌化・無毒化することができる。これこそが、世界初のまったく新しいイノベーションである。

The Gingival Sulcus Access Flap Micro Surgery (G-SAF)

　続いて、The Gingival Sulcus Access Flap Micro Surgery（G-SAF）について解説する。2006年に発表したテクニックだがいまだに最先端といえるテクニックである。

　図9の論文を書いた当時、筆者は患者に「10年後には誰でも同じことができるようになる」と言っていた。ところが、技術を開発して20年が経過した現在においても、日本のみならず世界的にも、いまだ筆者の技術に追いついていないのが現状である。そのため、G-SAF の内容は不可能なテクニックと感じるかもしれない。

　G-SAF は、スリーステップ秋山メソッド応用下、顕微鏡で歯軸に近い位置から歯周ポケット内部を見ることで、歯周病に罹患した歯の歯根表面を観察し、歯周治療を行うテクニックである。通常、術者は顕微鏡下で両腕を使っての治療が可能となる。非常に深い歯周ポケットの場合、秋山のマイクロミラー付き剥離子を応用することで内部を観察できるので、歯周治療が可能となる。

　G-SAF の手順は以下のとおりである。

　歯肉溝を秋山の剥離子エンベロープ１（図10）で牽引し、顕微鏡のポジションを歯肉溝内より歯根深部が見える位置にセットする。歯肉溝内より切開を内部に加えてしまうと出血のコントロールが難しいが、特殊な器具のみで歯肉を排除すると歯肉を切開、フラップを開けなくても内部の歯根表面をクリアに見ることができる（図11）。

　G-SAF において注意すべきことがある。最初に歯周基本治療（触覚に頼った治療）を行ってしまうと、Akiyama Hypothesis of Idiopathic Dentinal Tubule Opening Syndrome（秋山の医原性象牙細管開放症候群仮説）のみならず、歯周ポケット内部に炎症が残ったまま歯頸部歯肉が一時的にしまる現象が起きる。歯肉がしまると歯肉溝内から内部を見ることができず、時に歯肉が裂けてしまうので、G-SAF が困難になる。こうした事態を避けるためにも、前述した Preparative Therapy（準備治療）が重要になる。

　G-SAF は再生療法であり、そのことを患者に理解させる必要がある。当然プラークコントロール指導を行い、可及的に消炎させるが、準備治療時には歯肉縁上・縁下歯石などの汚れの除去はいっさい行わず、いきなり G-SAF にて無菌化・無毒化にもっていく。そのため、確実に汚れを除去できるスキルが必須である。G-SAF は再生療法であり歯科衛生士が行う治療ではない。

G-SAF のケース

　G-SAF のケースを示す（図12～15）。患者は25歳、女性。紹介の患者で、紹介文には「全顎的な若年性の歯周病と考えます。非常に難しい症例と診断したので紹介しました」とあった。初診時のデンタルX線写真をみると、状態の悪さがわかるだろう

> 【論文】
> "Practical use of the microscope in periodontal surgery"
> Dental Outlook separate volume "microscope dentistry will be begun"
> issued on May 20, 2006 Language: Japanese
>
> 【内容】
> スリーステップ秋山メソッド応用歯軸に対して顕微鏡のポジショニングを取ることで、基本的にすべて直視下で行う歯周再生療法のテクニックである。深い歯周ポケットにおいては秋山のマイクロミラー付き剝離子が必要になる。

図❾ The Gingival Sulcus Access Flap Micro Surgery（G-SAF）に関する論文

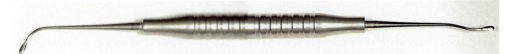

図❿ 秋山の剝離子エンベロープ1（製作：KLSマーチン社／販売：モクダ商会）

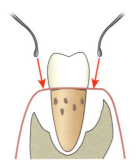

図⓫ G-SAF。歯肉溝を秋山の剝離子エンベロープ1で牽引し、顕微鏡のポジションを歯肉溝内より歯根深部が見える位置にセットし、特殊な器具で歯肉を排除すれば、フラップを開けなくても歯周ポケット内部をきれいに見ることができる

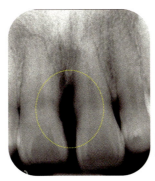

図⓬ 初診時の1部。全顎的な侵襲性歯周炎と診断した

（図12）。

　2013年に行った手術である。全顎的な侵襲性歯周炎と診断した。全顎的にスリーステップ秋山メソッド応用下、G-SAFによる歯周治療（再生療法）を行った。

　図14はG-SAF前の状態で、図15はG-SAF後1年の状態である。非常にシビアな歯周病により失われた硬組織が、歯周病に罹患する前の状態まで戻っている。また、上顎中切歯間の歯間乳頭（パピラ）は完全に再生されているのがわかる。

　患者は留学生だったため、帰国後の経過を追うことはできなかったが、図14、15を見れば、いかにG-SAFが異次元の治療法であるかが理解できると思う。

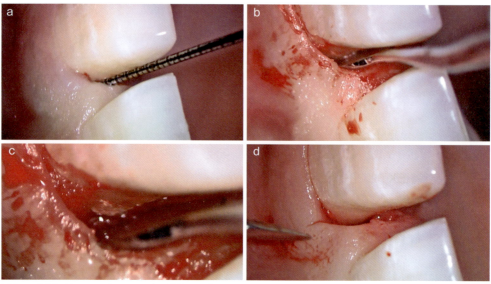

図⓭　歯周ポケットが7mmある|1近心を、秋山のマイクロミラー付き剥離子を応用して排除（a、b）。歯周ポケット深部歯根表面に歯石が付着しているのが観察できる(c)。dは除去後の歯根表面の状態。

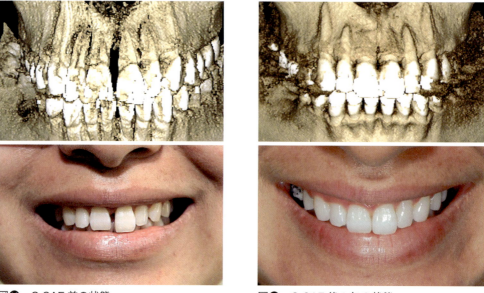

図⓮　G-SAF 前の状態　　　　　　　　　　図⓯　G-SAF 後1年の状態

KEY Point

1. 触覚に頼った歯周基本治療の予知性は非常に悪く、歯周病の無菌化・無毒化を行う場合、視覚による方法がベストである

2. 白く強力な光源の新しいLEDライトが目に対しても悪影響がないのでベスト。白く強力な光源の新しいLEDライトは現在カールツァイスEXTARO300に付属している

3. 秋山のマイクロミラー付き剥離子は1本で歯肉を排除するリトラクター機能、歯肉を剥離する機能、深いポケット内部に挿入して歯根表面を観察するマイクロミラーの3種類の機能を有している。秋山のマイクロミラー付き剥離子と顕微鏡の応用方法であるスリーステップ秋山メソッドならば、シビアな歯周病も治療できる

4. G-SAFとは、スリーステップ秋山メソッド応用下、歯軸方向に顕微鏡のポジショニングを取ることで基本的にすべて直視下で行う歯周再生療法のテクニックである。スリーステップ秋山メソッド・秋山のマイクロミラー付き剥離子・G-SAFは、歯周治療における重要なイノベーションである

Mini Column

【スリーステップ秋山メソッドを応用可能な顕微鏡】

スリーステップ秋山メソッドはモラーシステムを利用したテクニックである。現在、スリーステップ秋山メソッドが可能な顕微鏡は、カールツァイス EXTARO300 ストレートネックだけである。

スリーステップ秋山メソッドは、モラーインターフェイスの横および前後方向への可動域の広さを利用して行われるため、機種が限定される。

図のように、さまざまな動きのコンビネーションで口腔内を立体的に直視で見る。このポジショニングは本来無限大にあるのに、リファレンスポイントであるポジショニングはたった6ヵ所しかない。これこそがスリーステップ秋山メソッドの真髄である。モラーシステムやポジショニングについての詳細は、拙著『スリーステップ秋山メソッド BASIC　最低倍率でも大きなメリットがある顕微鏡テクニック』にて解説しているので、熟読されたい。

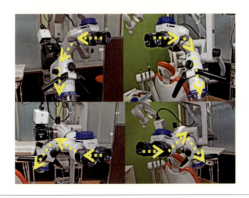

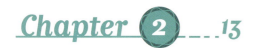

デブライドメントを成功させるうえでの前提知識

　筆者が提唱する新しい歯周治療は、感覚に頼らず、明視野下かつ拡大視野下で正確に根面の汚れを除去する。常識的に考えると、拡大視野下であれば簡単に根面の汚れは除去できそうだが、拡大視野下におけるデブライドメントの問題点をクリアにしないと、完全な無菌化・無毒化は難しい。

拡大と歯根表面

　拡大視野下での歯根表面に滑らかな部位はなく、非常に複雑な凹凸が存在している。このことを認識してデブライドメントを行わないと、1回で完全に無菌化・無毒化させるのは困難である。

拡大した歯根表面の形状と焦点深度との関係

　拡大視野下の治療でわれわれが認識しなければいけないことに、焦点深度がある。拡大視野下では焦点深度が浅くなり、わずかな高低差で焦点が合わずに見えないことがある。参考例を図1、2に示す。ともに、インスティテュートの生徒（歯科医師）に新しい方法を教える前に行わせたデブライドメントの結果である。これらの結果は、顕微鏡の特徴を理解しないと、歯根表面の汚れを100％排除することが難しいことを示唆している。なぜこのような現象が起こるのか、考察する。

　肉眼やルーペと異なり、顕微鏡の拡大視野下の焦点深度は非常に浅くなる。図3の水色の点線で囲まれた部分の汚れに焦点が定まった状態でデブライドメントを行うと、赤い点線内に焦点が定まっていないので、赤い点線内の汚れを見逃すことになる。これが図1の状況である。デブライドメント後わずかなへこみに汚れが残っている理由である。

　それでは、なぜ図2の歯科医師は歯根表面を破壊したのだろうか。それは、歯根表面のわずかなへこみに焦点を合わせてデブライドメントを行っていたからである。へこみの汚れをすべて除去しようとして、結果としてへこみの汚れはすべて除去できたが、大きく歯根表面を破壊してしまったのである。顕微鏡応用の拡大視野下で歯根表面をデブライドメントするとき、わずかな高低差で焦点が合いにくくなり、汚れを排除しきれないのである。つまり、拡大することでむしろ汚れを見落としてしまう現象

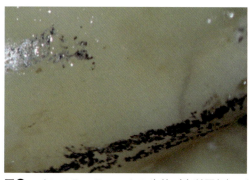
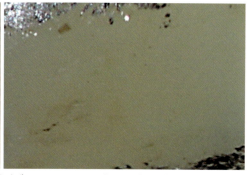

図❶ インスティテュートの生徒（歯科医師）がデブライドメントを行った直後（右：拡大したスライド）。歯根表面を拡大視野下で注意深く観察すると、歯根表面のわずかなへこみに汚れが残っている

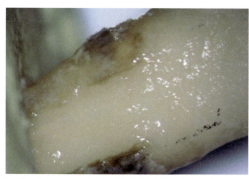
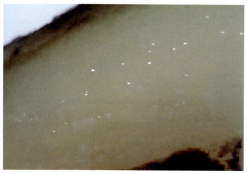

図❷ 同、スライド。拡大視野下で観察すると、歯根表面が大きく割れ剥がれている。あきらかに歯根表面を大きく破壊したオーバートリートメントである

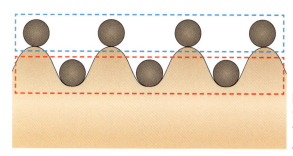

図❸ 拡大視野下の歯根表面と付着した汚れ。歯根表面は複雑な凹凸にそれぞれ汚れが付着しているため、一定の焦点深度ですべての汚れを見ることはできない

が起きる。このことを理解しないで、顕微鏡にて歯根表面のデブライドメントを行っても、予後は悪いのである。

拡大視野下で歯周病に罹患した歯の歯根表面の汚れを除去する場合、拡大すればするほど焦点深度が浅くなることを理解する必要がある。**図4**の赤色点線の矢印が、強拡大下での焦点深度のイメージである。青色点線矢印が低拡大の焦点深度のイメージである。拡大しなければ微量の汚れは見えないが、拡大すればするほど焦点深度が極端に浅くなる。焦点深度は絞ると深くなるが、視野が暗すぎてむしろ見えなくなる。

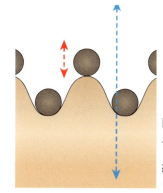

図❹ 強拡大時（赤色点線矢印）の焦点深度と、低拡大時（青色点線矢印）の焦点深度のイメージ

Chapter 2 ___13

デブライドメント時に最も重要な組織

　歯根を損傷することで象牙細管が開放し、そのことで歯周病の治療が難しくなると述べてきた。ここでは、各種歯科大学の教科書にて、象牙質最表層部分についてリサーチする。この部分が歯周病の治療において最も重要な組織であると考えている。

◉**教科書1**

　石灰化した中間セメント質は歯冠表面の無小柱エナメル質に類似し、上皮由来のエナメル質の1種であると考えられ、石灰化度が高い。

◉**教科書2**

　エナメルタンパクを含むマトリックス成分を分泌して、歯根象牙質表層に石灰化度の高い透明層 hyaline layer を形成する。

◉**教科書3**

　セメント象牙境の微細構造に関する最近の研究、成分化したセメント芽細胞は中間セメント質表面に配列する。

◉**教科書4**

　セメント象牙境部の1層の薄い層（約3〜10μm）の石灰化は外套象牙質の石灰化から遅れる。この層は硬石灰化の無構造層で Hopewell-Smith の透明層に相当する。この石灰化組織層を中間セメント質と呼ぶ。

　中間セメント質・石灰化度の高い透明層 hyaline layer・Hopewell-Smith の透明層は、同じ組織が別々の名称で呼ばれている。以下本書では「Hopewell-Smith の透明層」と呼称する。

Hopewell-Smith の透明層の発生

　Hopewell-Smith の透明層は、外エナメル上皮と内エナメル上皮の2層からなる。単純な鞘状構造のヘルトウィッヒの上皮鞘が、象牙芽細胞の分化を促し歯根象牙質の形成を誘導した後、ヘルトウィッヒの上皮鞘の基底膜が部分的に断裂・消失すると同時に、内エナメル上皮細胞は細胞小器官が発達し、細胞突起を象牙質側に伸ばし、外套象牙質と基底膜の間隙にアメロゲニン（エナメルタンパク、オステオポンチン、骨シアロプロテインなど）を分泌することで、歯根外套象牙質の表層に一層の硬石灰化の無構造層を発生させる。この歯根外套象牙質表層一層の硬石灰化の無構造層が、Hopewell-Smith の透明層（中間セメント質）である。

外胚葉系と中胚葉系の境目が CEJ なのか

　外胚葉系により発生するエナメル質に対して、セメント質は中胚葉系の発生であり、

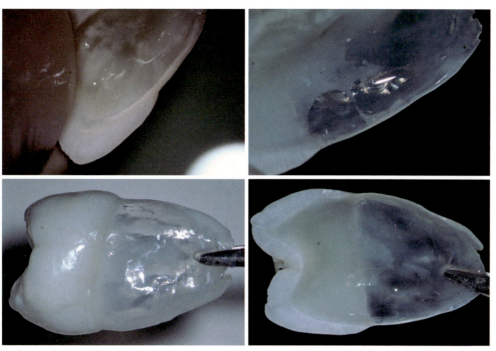

図❺ Hopewell-Smithの透明層のリサーチ。Hopewell-Smithの透明層とエナメル質の間には、非常に滑らかにその境界が存在していた

一般的にセメントエナメルジャンクション（CEJ）がその境界と考えられている。

　教科書的には、CEJが正しい位置にあるのは30％にすぎない。セメント質は発生学的に歯根発生後周囲の歯小嚢由来の細胞から発生するので、CEJは、外胚葉系と中胚葉由来の間葉系組織の境界にできない場合が多い。ヘルトウィッヒの上皮鞘は、正確に歯冠エナメル質の周縁部よりエナメルタンパクを含むマトリックス成分を分泌して、歯根象牙質表層に石灰化度の高いHopewell-Smithの透明層を形成する。筆者は、ヘルトウィッヒの上皮鞘の内エナメル上皮が沈着させるHopewell-Smithの透明層こそが、外部であるエナメル質と内部である歯根との境界だと考えている。

　つまり、CEJではなく、Hopewell-Smithの透明層・エナメルジャンクションということになり、このHopewell-Smithの透明層・エナメルジャンクションは100％外胚葉由来と中胚葉由来の間葉系組織の境界に位置している。象牙細管を閉鎖している組織がHopewell-Smithの透明層だとすると、象牙細管を開放させないことが歯周病の治療やメインテナンス時に重要だとする考え方に立脚すれば、最も大切にするべき組織はHopewell-Smithの透明層かもしれない。

Hopewell-Smithの透明層を見てみよう

　実際に歯根象牙質を削合して、石灰化度の高い組織があるのか調べてみた（図5）。
　Hopewell-Smithの透明層は非常に透明度が高く、歯根象牙質よりも堅いので比較的容易に露出させることができた。Hopewell-Smithの透明層とエナメル質の間には、非常に滑らかにその境界が存在していた。

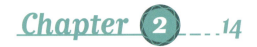

新しいデブライドメントのテクニック「The Micro Scraping Technique Akiyama Method」

歯周治療における新しいデブライドメントのテクニック「The Micro Scraping Technique Akiyama Method」を解説する。

なぜ新しいテクニックが必要なのか

スリーステップ秋山メソッド・秋山のマイクロミラー付き剝離子・G-SAF を応用すれば、拡大明視野下で、歯根表面の汚れを排除できる。ところが、歯根表面には複雑な凹凸が存在しており、とくに微細な凹みに付着した汚れを歯質を破壊せずに排除するのは非常に困難である。発生学的には、歯根表面の Hopewell-Smith の透明層を温存しながら、無菌化・無毒化を行うことが新しい歯周病治療の鍵になる。

複雑な歯根表面形態に付着した汚れを排除できるデブライドメントのテクニックがなければ、歯周病に罹患した歯の無菌化・無毒化を達成できない。そのため、新しいデブライドメントのテクニックを開発する必要があった。

The Micro Scraping Technique Akiyama Method

Hopewell-Smith の透明層を破壊することなく、複雑な凹凸、とくに微細な凹みに付着した汚れを排除できるテクニック、それが「The Micro Scraping Technique Akiyama Method」である。このテクニックは、スリーステップ秋山メソッド・秋山のマイクロミラー付き剝離子・G-SAF を応用し、拡大明視野下で歯周病に罹患した歯の歯根表面の汚れを排除するときに応用されるべきものである。新しい歯周病治療において、The Micro Scraping Technique Akiyama Method は絶対にマスターすべきテクニックである。

The Micro Scraping Technique Akiyama Method の実践方法を、図1～4に示す。注意してほしいのは、ここで示すものはあくまでも基本的な動きの解説であり、状況によって同じ動きができない場合が多い。その場合、制約されたなかで基本に従ってスケーラーチップを動かすことになるが、どうしても同じ動きができない場合、基本的な動きができないことを承知で、基本を無視した動きをする必要に迫られるときがある。適当に動かすと、意図した治療結果を得ることができないため、注意が必要である。

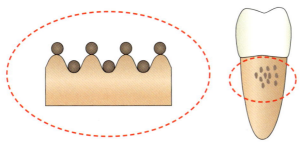

図❶　The Micro Scraping Technique Akiyama Method の解説①。顕微鏡のテクニックであるスリーステップ秋山メソッドと秋山のマイクロミラー付き剝離子を応用して慎重に歯周病に罹患した歯の歯根表面を観察する。このときの歯根表面は図のように複雑にデコボコしている。Hopewell-Smith の透明層を温存するためには、微細な凹みに付着した汚れを、超低侵襲性に排除する必要がある

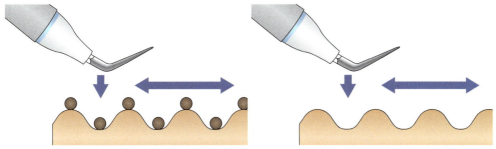

図❷　The Micro Scraping Technique Akiyama Method の解説②。歯周病に罹患した歯の歯根表面の汚れを中間のパワーで従来型の太めの超音波スケーラーチップの背中側を歯根表面に強く押し当て、大きく横に動かしながら力が一点に集中しないように配慮しつつデブライドメントを行う。このデブライドメントの方法を、The Micro Scraping Technique Akiyama Method という

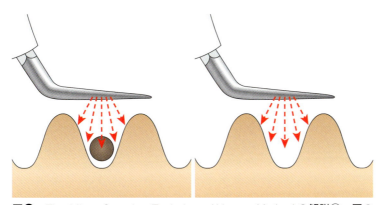

図❸　The Micro Scraping Technique Akiyama Method の解説③。図のように従来型の太めの超音波スケーラーチップの背中側を歯根表面に強く押し当て、大きく横に動かしながら力が一点に集中しないように配慮してデブライドメントを行うと、Hopewell-Smith の透明層を破壊することなく微細な凹みに対してキャビテーション効果を生じさせ、超低侵襲性に汚れを排除することができる。このとき、従来型の太めの超音波スケーラーチップの背中側は強く歯根面に押し当てて力が一点に集中しないように配慮し、大きく動かしながらデブライドメントを行わないと、Hopewell-Smith の透明層表面の微細な凹みにキャビテーション効果が生じない

053

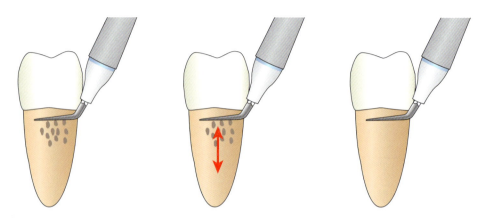

図❹ The Micro Scraping Technique Akiyama Method の解説④。超音波スケーラーの動き。コンベンショナルな太めのチップの背中側の丸い部分を歯根面に当てた状態で、歯面に対して大きく平行に動かす

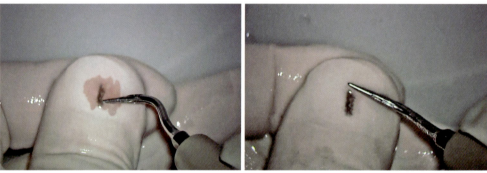

図❺ The Micro Scraping Technique Akiyama Method に関する実験。グローブの親指の爪の上に超音波スケーラを1分間当てた際の比較。左：中間のパワーでスプラソンチップ#10を適当に当てて動かした。右；The Micro Scraping Technique Akiyama Method の動きにてチップを動かした

The Micro Scraping Technique Akiyama Method の実験

　図5は、The Micro Scraping Technique Akiyama Method に関する実験である。結果、The Micro Scraping Technique Akiyama Method で行ったほうはグローブに穴は開かなかったが、適当に超音波スケーラーチップを当てたほうはすぐにグローブに穴が開いた。The Micro Scraping Technique Akiyama Method が非常に低侵襲であることが示唆された。

【老化を逆行させることは可能か
～ The Time Reversal Operation Akiyama Theory ～】

　人間は老化する。歯周組織も同じで歯槽骨・軟組織は年齢とともに下がるのが、人間の正しい老化と認識している。しかし、これに逆行する治療が存在する。

　図は20代、男性で、インビザライン矯正で臼歯部全開咬と歯間部隙間の増大により、前医とトラブルになったというケースである。筆者のリカバリー後の口腔内写真とCBCTをみれば、老化が逆行したことがわかるだろう。

　昨今はインプラントばかりが注目されてきたが、歯を失う一番の要因は老化である。もし歯科治療によって老化を防げるならば、患者が歯を失うタイミングを将来にずらすことができるのではないか。

　このケースは全顎的に硬・軟組織が歯冠方向に再生している。この治療は特殊な治療と考えられているが、もしかすると最も効率がよい治療かもしれない。

　インプラントが必要になるような問題が起きる前に、問題が起きないようにすることは、経済的にも患者のクオリティーオブライフ的にも、非常に価値が高い。

　ただし、残念なことにこれらの手技を実践できる歯科医師は、世界にもほとんどいない。

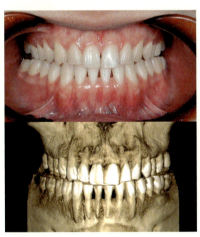
▲初診時（筆者の治療前）

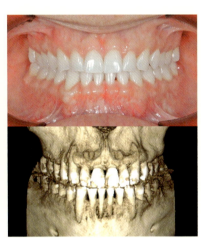
▲治療後。

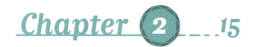

歯周病と全身疾患および喫煙との関係

歯周病と全身疾患

歯周病に罹患し、悪化すると、歯周ポケットが深くなりバイオフィルムに嫌気性菌のグラム陰性の桿菌（レッドコンプレックス）の細菌が関与してくる。このとき、バイオフィルムにいる細菌から排出される毒性物質が体内に入り病気を引き起こしたり、悪化させる。歯周病と関連があるといわれている全身疾患について、簡単に解説する。

● 狭心症・心筋梗塞

歯周病原細菌などの刺激により、動脈硬化を誘導する物質が発生し、血管内にプラーク（粥状の脂肪性沈着物）が付着し、血液の通り道が細くなって詰まりやすくなる。

● 脳梗塞

前述のプラークが脳の血管に詰まることで引き起こされる。脳梗塞が起きる確率は、歯周病でない人の2.8倍といわれている。

● 糖尿病

歯周病は糖尿病の合併症の1つといわれている。また、歯周病になると糖尿病は悪化する。一方、歯周病が改善されると糖尿病も改善することもわかっている。

● その他の歯周病関連疾患

低体重児出産・早産・誤嚥性肺炎・骨粗鬆症・関節炎・メタボリックシンドローム・アルツハイマー病（血管性認知症）。

歯周病と喫煙

メインテナンスに携わる歯科衛生士は、患者が喫煙者かどうかを知っておく必要がある。喫煙者は歯周病に罹患するリスクが高くなることが知られている。喫煙は口腔

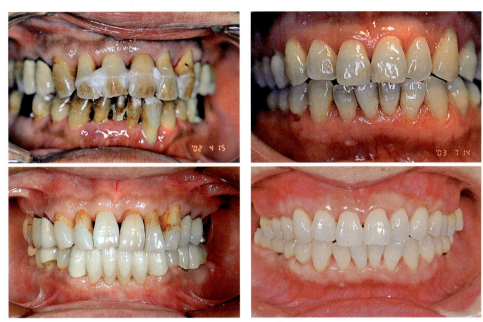

a：喫煙者　　　　　　　　　　　　b：非喫煙者
図❶　喫煙者と非喫煙者（ともに50代中頃）の、歯周治療後の比較（写真上：治療前、写真下：治療後）。予後が大きく異なることに注目してほしい

内の血管を萎縮させるので、歯周病が悪化してもその状況がわかりにくくなる。1日の喫煙が10本以上でリスクはかなり高くなる。加えて、喫煙習慣が長期にわたっている場合、そのリスクはより高くなり歯周病が重症化しやすい。

また、メインテナンス時に患者が喫煙していると、歯周病の再発のリスクは高くなる。歯周病の治療においてもメインテナンスにおいても、喫煙は大きなリスクになる。なお、禁煙すればそのリスクは下がることも知られている。

筆者はいままで喫煙者に対しても歯周治療を行ってきたが、近年では禁煙の約束をしないと基本的に手術を行わない。喫煙者と非喫煙者の同じ時期に筆者が行った2つのケースを示す（図1）。ほぼ同年齢（50代中頃）の重度歯周病全顎再生療法の結果である。aの患者は1日20本以上、20年以上にわたって喫煙をしていた。bは非喫煙者である。喫煙者は、硬組織がほとんど再生しなかった。一方、非喫煙者はほぼ健康なところまで硬・軟組織を再生することができた。

筆者の経験では、喫煙歴にもよるが、喫煙者はほとんど歯周組織が再生しない。

Chapter
3

未来のカリエス処置

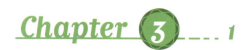

カリエス診断の難しさ

　本章からはカリエスについて解説する。なお、カリエスが多発していた昭和のころの話ではなく、歯磨剤にフッ化物が応用されるのが一般的になった時代の話であることを留意してほしい。加えて、筆者の主張は、顕微鏡を応用して20年以上カリエス処置とメインテナンスを行ってきたことがベースにある。一方で、各種論文研究においては顕微鏡によるカリエス処置やメインテナンスは行われていない場合がほとんどなので、その点も留意してほしい。コンベンショナル（伝統的）な従来型のカリエス処置について、わざわざ本書で解説する必要はない。

　カリエス処置について、各種論文でいわれていることと、顕微鏡応用のメインテナンス時に遭遇する状況が大きく異なることを経験する。おそらく、筆者のハンズオンセミナーの内容を理解した者であれば、100% 筆者の考えが正しいと感じるだろう。筆者が述べているのは、顕微鏡によって拡大された世界の話である。

　メインテナンス時、歯科衛生士がカリエスを発見することは少なくない。そのため、診断は歯科医師が下すとしても、歯科衛生士もカリエスについて学ぶ必要があると考える。その際、世界的なカリエス診断の方法を学ばなければならない。なぜなら歯科衛生士（場合によっては歯科医師も）が要治療と考えるカリエスの多くは、誤診であることが論文で指摘されているからである。

　カリエス予防の基本は、顕微鏡の有無にかかわらず、唾液とフローライドの2本柱が中心になる。しかし、よかれと思って溝を埋める処置の予後を顕微鏡下で見たことがあれば、その意味に気がつくことができるだろう。

　図1の論文をみてほしい。現在の診断方法では、カリエスを確実（病理学上の診断と一致させること）に診断することは、ほとんど不可能に近いことが本論文で示唆されている。また、新しい診断方法が必要なことも感じることができる。瞬間的な診断ではカリエスの診断は極めて困難なのである。

【論文】
Vibeke Baelum：What is an appropriate caries diagnosis?. Acta Odontol Scand, 68(2): 65-79, 2010.

【内容の要約】
　歯科医師のなかでも、カリエスの診断にばらつきが出ることはこれまでの報告からあきらかである。それは論理的には、一方が正しい場合、もう一方は誤診しているということになる。

1．X線写真でのカリエス診断
　　咬翼法の感度　　0.66　カリエスがあると診断しても34％は間違い
　　　　特異度　　　0.95　カリエスがないと診断しても5％は間違い

　カリエスの有病率が1％くらいの集団においては、カリエスと診断されても88％はカリエスがないのに治療される可能性がある。

2．視診触診でのカリエス診断
　　感度　　　　0.52　カリエスがあると診断しても48％は間違い
　　特異度　　　0.98　カリエスがないと診断しても2％は間違い

図❶　カリエス診断の正確性に関する論文

KEY Point

1　筆者の主張は、顕微鏡を応用したカリエス処置とメインテナンスが前提となるため、各種論文研究の主張とは異なる点がある

2　カリエス予防の基本は、顕微鏡の有無にかかわらず、唾液とフローライドの2本柱が中心になる

3　カリエスを確実に診断することがきわめて難しいことは、さまざまな論文から示唆されている

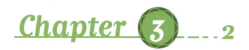

ICDAS

　カリエス診断について考えるとき、ICDAS（International Caries Detection and Assessment System）は欠かせない。ICDASは、カリエス診断の新しい世界基準である。ICDASの考え方は、カリエスのリスクを早期に発見して、共通言語としてCodeで数値化する（**表1〜3**）。その数値化されたCodeを、歯科医師・歯科衛生士が理解し、具体的な予防法を患者に指導する考え方である。カリエス治療ではなく予防のためのものであり、活性化したカリエスを、予防介入により非活性化する考え方である。非活性化したカリエスは、治療による介入を行わない。

　カリエスの進行を停止させるための予防的な考え方において、筆者の考えはICDASと同様だが、カリエスの感染経路に対する認識はまったく異なることを指摘したい。つまり、カリエスの診断については、ICDASとは大きく異なる。当然、筆者の考え方はエビデンスレベルが高くないだろうが、顕微鏡を応用していると、ICDASの考え方ではカリエスの診断が難しいと筆者は考えているので、その点について次項以降にて解説する。

　なお、ICDASは平滑面など他の分類もあるが、今回は割愛するので各自で調べてほしい。

表❶ ICDAS、近心面および遠心面の診査基準

Code 0	健全歯面	カリエスによる変化が認められない。エアーによる乾燥後もエナメル質の色調変化が認められない。また、形成不全、エナメル質の過石灰、歯のフッ素症、咬耗、摩耗、外来性色素沈着および Erosion は Code 0 に分類される
Code 1	エナメル質に認められる最初の視覚的変化	隣接面を頬側面または舌側面から診査した場合、歯面が湿った状態ではカリエスのサインとなるエナメル質の色調変化が認められないが、エアーシリンジを用いて歯面を 5 秒間乾燥させた後、健全エナメル質とは異なった色調変化が認められる
Code 2	歯面が wet な状態で認められるエナメル質の明確な視覚的変化	歯面が wet な状態であっても健全エナメル質とは異なった乳白色や茶色の色調変化が認められる。この色調変化は、頬側面または舌側面から直接視認されるか、咬合面からは影のように認められる
Code 3	カリエスによる初期のエナメル質喪失（象牙質は視認できない）	約 5 秒間の歯面乾燥を行った後、頬（唇）側面または舌（口蓋）側面からエナメル質の明確な喪失が直接視認される。疑わしい場合や視診の結果を確認する場合、WHO periodontal probe による触診を行うが、この際、歯質を破壊しないように probe をスライドさせてエナメル質の喪失を確認する
Code 4	象牙質の色調変化	カリエスによる象牙質の色調変化（grey、blue または brown）がエナメル質を透けて認められる。しかし、象牙質は視認することができない。この変化は歯面が湿っている状態のほうが確認しやすい
Code 5	象牙質が視認できる明確なカリエス	象牙質の露出を伴ったエナメル質の色調変化。疑わしい場合や視診の結果を確認する場合、WHO periodontal probe による触診を行うが、この際、歯質を破壊しないように probe をスライドさせてエナメル質の喪失や象牙質の露出を確認する
Code 6	象牙質が視認できる広範囲にわたる明確なカリエス	う窩の窩底と窩壁に象牙質が視認されるカリエス。または歯髄に達するカリエス

表❷ ICDAS、小窩裂溝の診査基準

Code 0	健全歯面	カリエスによる変化が認められない。エアーによる乾燥後もエナメル質の色調変化が認められない。また、形成不全、エナメル質の過石灰、歯のフッ素症、咬耗、摩耗、外来性色素沈着および Erosion は Code 0 に分類される
Code 1	エナメル質に認められる最初の視覚的変化	歯面が wet な状態ではカリエスのサインとなるエナメル質の色調変化は認められないが、エアーシリンジを用いて歯面を 5 秒間乾燥させた後、健全エナメル質とは異なった色調変化が認められる。健全なエナメル質には認められないカリエスによる色調変化が、小窩裂溝に限局して認められる
Code 2	歯面が wet な状態で認められるエナメル質の明確な視覚的変化	歯面が wet な状態であっても小窩裂溝よりも広い幅で健全エナメル質とは異なった乳白色や茶色の色調変化が認められる
Code 3	カリエスによる初期のエナメル質喪失（象牙質は視認できない）	歯面が wet な状態であっても乳白色や茶色の色調変化が小窩裂溝よりも広い幅で明確に認められる。歯面を乾燥させた後にエナメル質の喪失が小窩裂溝の入り口に認められる。またエナメル質脱灰の影響が小窩裂溝に認められるが、象牙質は視認できない。視診のみで Code 3 を確認できない場合、WHO periodontal probe による触診を行うが、この際、歯質を破壊しないように probe をスライドさせてエナメル質の喪失を確認する
Code 4	象牙質の色調変化	カリエスによる象牙質の色調変化（grey、blue または brown）がエナメル質を透けて認められる。しかし、象牙質は視認することができない。この変化は歯面が湿っている状態のほうが確認しやすい
Code 5	象牙質が視認できる明確なカリエス	歯面が wet な状態で象牙質の暗色化が視認でき、歯面乾燥後、歯質の崩壊が小窩裂溝に認められる（frank cavitation）。また、象牙質の色調変化が小窩裂溝に沿って認められるとともに、エナメル質の崩壊も認められる。う窩が象牙質に達しているか否かを確認するために WHO periodontal probe を用いるが、歯質を壊さないように細心の注意を払う必要がある
Code 6	象牙質が視認できる広範囲にわたる明確なカリエス	う窩の窩底と窩壁に象牙質が視認されるカリエス。または歯髄に達するカリエス

表❸ ICDAS、根面の診査基準

Code E	歯肉退縮がなく、根面を目視できない
Code 0	根面にカリエスを疑う色調変化が認められない。また、限局した根面の喪失が認められたとしても、その喪失がカリエスのプロセスによるものではない場合、たとえば摩耗や Erosion の場合は Code 0 に分類される
Code 1	根面やセメント・エナメル境に限局した色調変化（dark、brown、black）が認められるが、実質欠損（0.5mm以上の深さ）が認められない
Code 2	根面やセメント・エナメル境に限局した色調変化（dark、brown、black）が認められ、0.5mm以上の深さの実質欠損が認められる

Chapter 3-3

ICDASの矛盾点とマイクロクラック

　ICDASは、カリエス診断の誤診を防ぐという意味においては正しいと考えるが、フルタイムで顕微鏡を応用してカリエスの治療をしていると、現在のカリエスの考え方では説明できない、がんが遠隔転移したようなカリエスを日常的に発見する。こうした現象の鍵は、マイクロクラックにあると筆者は考えている。**図1～3**に、マイクロクラックとカリエスの関係が疑われる症例を示す。

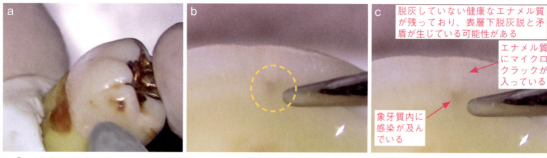

図❶　現在の理論で説明できない初期カリエスの存在。ICDAS Code 1の状態の隣接面を切断して象牙質内の状態をチェックする（a）。エナメル質の表面はわずかに脱灰しているが、象牙質側のエナメル質は健全である。ところがすでに感染が象牙質内に及んでいることがわかる（b）。エナメル質にマイクロクラックが入っている内部の象牙質に微細なカリエスが存在しているので、拡大して観察してみる（c）

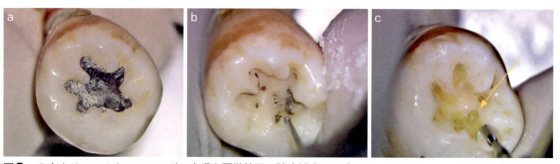

図❷　2次カリエスのないアマルガム充塡を顕微鏡下で除去観察。2次カリエスのないアマルガム充塡を顕微鏡下で除去すると（a）、マイクロクラックと思われるラインが着色していた（b）。そのラインをラウンドバーで削合すると、遠隔転移したがんのように無数のう窩が存在していた（c）。このカリエスは2次カリエスとは考えにくく、治療時に存在していた可能性が極めて高い

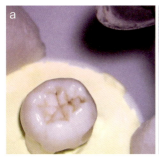 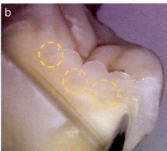 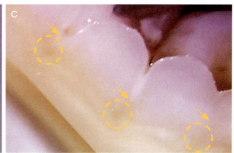

図❸ 小窩裂溝 ICDAS Code 1咬合面の小窩裂溝のエナメル質をブロック分割して、エナメル象牙境を観察。小窩裂溝に沿って縦断してから、横切断を加えて観察する。
（結果）咬合面のエナメル質はやや白濁し、表層下脱灰は表面的で内部のエナメル質は健康であり、エナメル質の崩壊はまったくない。エナメル象牙境に、黄色い点線の円で示されるように非常に小さなカリエスが認められる。状況的にカリエスがいきなりエナメル象牙境に転移したように見えるが、エナメル質の溝の底には象牙質に向かってマイクロクラックが存在する。マイクロクラックを通してカリエスが感染したと考えるとつじつまが合う。小窩裂溝のカリエスは、マイクロクラックが関与している可能性が高いことが示唆された

【論文】
Irma Dumbryte, et al: Evaluation of enamel micro-cracks characteristics after removal of metal brackets in adult patients. Eur J Orthod, 35(3): 317-322, 2013.
【内容の要約】
マイクロクラックの幅：平均9.22μm
ミュータンス菌の大きさ：約0.5～1μm

図❹ マイクロクラックとカリエス原因菌のサイズに関する論文

マイクロクラックとカリエス原因菌のサイズ

　エナメル質に入ったマイクロクラックの幅は、ミュータンス菌の10倍あるので（図4）、エナメル質のマイクロクラックを通してカリエス原因菌が象牙質内に及んだと考えても大きな矛盾はないが、これはあくまでも予想でしかないことを断っておく。ただし、筆者の考えとしては、SPT（サポーティブペリオドンタルセラピー）やメインテナンス時にエナメル質にマイクロクラックを入れてはならないと断言できる。
　ちなみにエナメル象牙境部分にはエナメル質と象牙質を繋げている組織が存在する。その組織が石灰化度が低いので初期カリエスになっているのではないかと考えている。
　いままでの話はあくまでも100%顕微鏡下でカリエス治療を行う筆者の経験と予想の話である。逆の表現をすれば、充塡物や健康なエナメル質内部の初期カリエスについて、いままでのカリエスの常識では説明できない。カリエスを予防するならば、マイクロクラックとカリエスの関係を理解する必要があり、もし仮にマイクロクラックがカリエスに関与するならば、従来のカリエス論文は根底から変わらなければならないかもしれない。

Chapter 3 - 4

秋山の輪

カリエス・マイクロクラック・マイクロクラックを入れるオウリョク・プラークトラップとの関係でカリエスが起きている可能性が高いと考えている。カイスの輪ではなく、筆者の考えるカリエスの原因の輪、いわゆる"秋山の輪"を提示する（図1〜3）。

【論文】
"Akiyama's Decision Tree: Caries treatment Using the Micro Endoscopic Technique"
手術用顕微鏡を応用したカリエス治療・秋山のフローチャート
DENTAL OUTLOOK　Vol. 121 No.3　2013-3

【内容の要約】
マイクロクラックですべての部位がカリエスになるわけではない。プラークトラップ（プラークが生じやすい部位）の存在・ミュータンス菌（乳酸桿菌）の感染・マイクロクラックが入る口腔内の条件・マイクロクラックの条件が揃うと、エナメル象牙境にカリエスが生じる可能性がある。これを秋山の輪と呼ぶ。

図❶　「秋山の輪」に関する論文

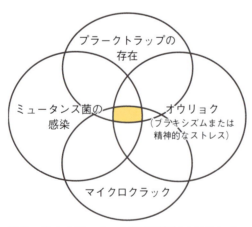

図❷　秋山の輪。4つの要素が関係することで、カリエスが生じる可能性が高まる

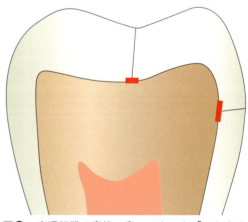

図❸　病理組織の書籍に書いてあった「いわゆる不可視性のう蝕」の原因がマイクロクラックであるならば、図のようにエナメル象牙質境にできた初期カリエスがなぜ生じたのかを説明できる可能性が高い

Chapter 3...5

カリエスの本当の予防とは？

図1に臼歯部隣接面における部位別のカリエス発症率に関する論文を示す。

前向きコホートは比較的エビデンスレベルが高い。この論文の結果は、実際に患者（とくに5〜12歳くらいまで）のメインテナンス時に6番の萌出を顕微鏡下で観察していると、非常に低エビデンスであるが答えが出てくる。乳歯のフラットな咬合平面から成人の角度の付いた咬合平面に移行するときに、とくに6番は角度が付いて萌出する。このときに、6番の近遠心にクラックが入ることも、メインテナンス時に観察される。

【論文】
Stenlund H, Mejare I, Kallestal C: Caries incidence rates in Swedish adolescents and young adults with particular reference to adjacent approximal tooth surface: methodological study. Community Dent Oral Epidemiol, 31(5) : 361-367, 2003.

【内容の要約】
Stenlundらは、スウェーデンのPublic Dental Clinicにて予防処置を受けている11〜13歳児が21〜22歳になる10年間に、臼歯部隣接面における部位別のカリエス発症率について前向きのコホート研究を行った。他部位と比較して上下顎とも第1大臼歯の近遠心面、第2小臼歯遠心面に高いカリエス発症率が認められた。

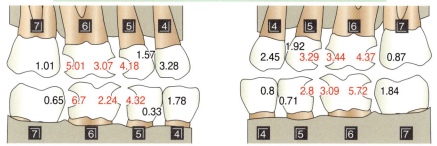

図❶ 臼歯部隣接面における部位別のカリエス発症率に関する論文

Chapter 3 --- 5

　フッ化物がカリエス予防に有効なことは論ずるまでもないが（**図2**）、ここで、プラークつまりバイオフィルムについて、いま一度確認する（**図3**）。バイオフィルムを考察したChapter2において、バイオフィルム内部に薬物が浸透しにくいことについて触れた。隣接面はプラークが生じやすい部位（プラークトラップ）で、そのプラーク内にフッ化物は浸透しにくいのである。

　また、**図4**論文より、子どものカリエス予防において、とくに大臼歯・第2小臼歯の隣接面が問題となることがわかる。

　これまで示してきた論文から考察すると、大臼歯隣接面の予防が難しいことがわかる。リサーチでわかるカリエス予防（**図5**）をまとめとして示す。

【論文】
Koch G, Lindhe J.: The state of gingivae and the caries-increment in schoolchildren during and after withdrawal of various prophylactic measures. In: McHugh WD(ed). Dental plaque. Edinburgh: Livingstone, 271-281, 1970.

【内容の要約】
Koch と Lindhe らは、9〜11歳になる児童を対象に、3年間の学校生活のなかで、ブラッシング時にフッ化物配合歯磨剤の使用有無におけるカリエス発症の違いを比較する前向きコホート研究を行った。フッ化物配合歯磨剤を使用しているすべての歯面において抑制されたが、隣接面は毎日のフッ化物配合歯磨剤の使用有無にかかわらず他歯面と比べ、カリエス発症数が多いことがわかった。

図❷　ブラッシング時にフッ化物配合歯磨剤の使用有無におけるカリエス発症の違い

【論文】
Suci P A. et al: Investigation of ciprofloxacin penetration into Pseudomonas aeruginosa biofilms. Antimicrob Agents Chemother, 38: 2125, 1994.

【内容の要約】
Pseudomonas aeruginosa からなるバイオフィルムに抗菌薬ciprofloxacin を拡散させる実験を行った。無菌的な培養液中では40秒かかったが、バイオフィルム内においては21分もかかった。細菌バイオフィルム内には抗菌薬が非常に染みこみにくいことを意味する。すべての薬剤が浸透しにくい。

図❸　バイオフィルムに抗菌薬を拡散させる実験

【論文】
Krisofferson K, Axelsson P, Bratthall D.: The effect of a professional tooth – cleaning program on interdentally localized Streptococcus mutans. Caries Res, 18（5）: 385-390, 1984.

【内容の要約】
Kristoffersson Axelsson らは、PMTC を行った後、24時間で新たに再形成されたプラーク形成速度のパターンを調査した。下顎の近心隣接面舌側と遠心隣接面舌側に最も多く、次いで上下顎の近心隣接面頬側と遠心隣接面頬側に多かった。唾液１mL 中にミュータンスレンサ球菌を100万 CFU 以上（スコア３）をもつ14歳児を対象とした研究において、ミュータンスレンサ球菌が大臼歯と第２小臼歯の隣接面に最も多く認められた。

図❹　PMTC を行った後、24時間で新たに再形成されたプラーク形成速度のパターンを調査した研究

【論文】
Firestone AR, Imfeld T, Schiffer S, Lutz F: Measurement of interdental plaque pH in humans with an indwelling glass pH electrode following a sucrose rinse. A long–term retrospective study. Caries Res, 21（6）: 555-558, 1987.

【内容の要約】
Firestone らはショ糖溶液で洗口後に、プラーク付着のある隣接面各部位におけるプラークpHの変化を研究した。コンタクト部に最も近い隣接面では、付着したプラークが妨げとなり唾液が行きわたりにくいため、プラークpHが最も低かった。つまり、隣在歯との接触面積が広い大臼歯の隣接面においては、コンタクト部に近づくほど唾液の作用が働きにくいため、脱灰時間が長くなることがわかった。

図❺　プラーク付着のある隣接面各部位におけるプラークpHの変化の研究

KEY Point

1 マイクロクラックを生じにくくできる咬合治療（歯列矯正）が、マイクロクラックが関与しているカリエスに対する一番の予防かもしれない

2 TBI がカリエスの一番の予防だが、バイオフィルムを100% 破壊することは不可能である

3 フッ化物応用が効果的なカリエス予防法であることが論文的に示唆された。一方で、フッ化応用でも予防が難しい部位があることも示唆された。とくに隣接面プラーク、バイオフィルムはフッ化物が浸透しにくい

4 定期的にフロスを臼歯部に通して、バイオフィルムを破壊することが、隣接面のカリエスの予防に効果的である

カリエス予防や診断に顕微鏡は必要なのか

ここまで、ICDASで観察する部位やコードについて述べてきたが、これらの部位を正確に観察して記録するならば、顕微鏡が最も有効なツールであることに疑いの余地はない。

顕微鏡応用でマイクロクラックチェック

マイクロクラックについては、近遠心コンタクトポイントのマイクロクラックをメインテナンス時に知っておく必要がある。それ以外は基本的に気にする必要はないが、当然例外はある。咬合面のマイクロクラックは、顕微鏡でも確認できない場合がほとんどである。図1のように、コンタクト付近に入ったマイクロクラックは要注意で、ルーペは拡大されていても頭部の振動を拾う、光量が視軸と一致しないので顕微鏡ほどクリアに見えない。

顕微鏡応用ICDASの項目をマイクロクラックを考慮して正しいかチェックする

ICDASの小窩裂溝の診査基準を改めて確認する（表1）。

世界基準のカリエスの診査は当然、マイクロクラックとカリエスの関係を考慮していないので、エナメル質の崩壊を診査している。筆者は20年以上顕微鏡でメインテナンスをしているが、カリエス治療に移行した症例でエナメル質の喪失から内部に交通したカリエスになる患者をみたことはほとんどない。大半の症例でエナメル質は健

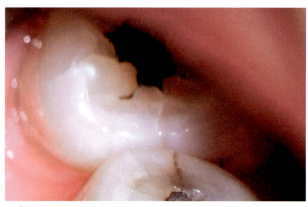

図❶ コンタクト付近に入ったマイクロクラック

表❶　ICDASの小窩裂溝の診査基準

Code 3	カリエスによる初期のエナメル質喪失（象牙質は視認できない）	歯面がwetな状態であっても乳白色や茶色の色調変化が小窩裂溝よりも広い幅で明確に認められる。歯面を乾燥させた後にエナメル質の喪失が小窩裂溝の入り口に認められる。またエナメル質脱灰の影響が小窩裂溝に認められるが、象牙質は視認できない。視診のみでCode 3を確認できない場合、WHO periodontal probeによる触診を行うが、この際、歯質を破壊しないようにprobeをスライドさせてエナメル質の喪失を確認する
Code 4	象牙質の色調変化	カリエスによる象牙質の色調変化（grey、blueまたはbrown）がエナメル質を透けて認められる。しかし、象牙質は視認することができない。この変化は歯面が湿っている状態のほうが確認しやすい

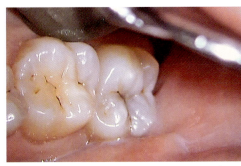 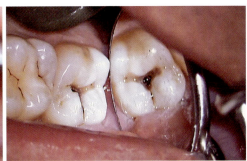

図❷　マイクロクラックが黒くなっている歯の内部にう窩が存在している症例

全で、内部にカリエスに罹患して象牙質の色調の変化を認める。エナメル質の喪失が小窩裂溝の入り口に認められる場合は、末期的なカリエスが多い。

図2のように、エナメル質の損傷はなくマイクロクラックが黒くなっている歯の内部にう窩が存在している。

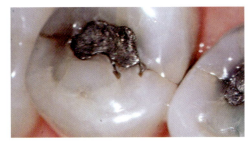

図❸　隣接面のエナメル質は崩壊していない

筆者の経験では、フローライドされメインテナンスに通う意識の高い患者のエナメル質が崩壊することでカリエスを診断するのは、非常に危険であると考える。ICDASはおおむね正しいと考えるが、顕微鏡応用のメインテナンス時にカリエスを診断する場合、内部の色調を顕微鏡応用下でチェックするのがよい。カールツァイスEXTARO300には、ノーグレアモードという特殊な光のモードがあり内部の色調の変化を見るのに優れている。

世界基準のカリエスの診査は、マイクロクラックとカリエスの関係を考慮していないので、エナメル質の崩壊を診査している。とくに隣接面はエナメル質が崩壊することはない。図3の状態において、隣接面のエナメル質は崩壊していない。隣接面を顕微鏡の応用下で観察できるので、メインテナンス時にカリエスをチェックする。

象牙質内部の色調を、顕微鏡の応用下のメインテナンス時にチェックすることが、最も重要な歯科衛生士業務である。濡らすとよく見えるが、ノーグレアモードだと乾燥していても確認できる。映像を患者と共有し、リスクを患者に説明して予防法を指導する。メインテナンス時にカリエス治療になる患者のカリエスをデンタルX線写真で診断するのは、末期的なカリエス以外では非常に難しく、象牙質の色調だけで治療介入するのは現実的には難しい。

Chapter 3 — 7

The Micro Window Shopping Technique Akiyama Method

　隣接面（コンタクトポイント付近）は、解剖学的形態から咬合面や平滑面と異なり、直接観察することが難しく、カリエス診断が困難な部位である。初期のカリエスにおいて、「隣接面（コンタクトポイント付近）まで削合するのか」、「隣接面（コンタクトポイント付近）を保存するのか」について、一般的にはデンタルX線写真や隣接面（コンタクト付近）を周囲から観察して診断しているが、不確実な方法だと考えていた。隣接面カリエスの診断機器は開発されているが、100％信用するのは問題があるため、ICDASのような考え方が出現したのだと認識している。

　仮に、隣接面の状態を直接顕微鏡を応用して観察することができれば、隣接面カリエスの診断が飛躍的に容易になる可能性が高いと考える。

　そこで筆者が開発したのが、The Micro Window Shopping Technique Akiyama Methodである。これは顕微鏡と極端に幅の狭いミラーを応用し、直接隣接面コンタクト付近を観察するテクニックであり、世界初のイノベーションと考えている。具体的には、幅0.7mm・1.5mmのミラーを歯間部に入れて、顕微鏡の強拡大で直接隣接面コンタクト付近を観察・診断するテクニックである。

　図1～3に、テクニックの概要を示す。YouTubeでも動画を公開しているので、「世界初の映像隣接面カリエスの方法と映像」（Global Education Lab MATIチャンネル）を参照してほしい。

　図4～7にThe Micro Window Shopping Technique Akiyama Methodのインスツルメントを示す。

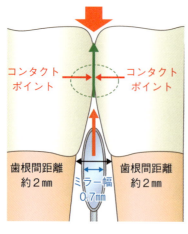

図❶　The Micro Window Shopping Technique Akiyama Methodの理論
歯根側より歯冠側に位置する隣接面を、極端に幅の狭いミラー（0.7mm・1.5mm）と顕微鏡を応用して直接観察すると、ほとんどアンダーカットが存在しないため、隣接面を観察できる可能性が高い。通常の方法だと周囲の歯質が障害物となり隣接面を観察することは困難で、進行したカリエスでないと診断が難しい。歯根間距離を考えると、0.7mm幅の秋山のExtra Ultra Smallマイクロミラーは、天然歯のすべての隣接面に挿入できる可能性が極めて高い

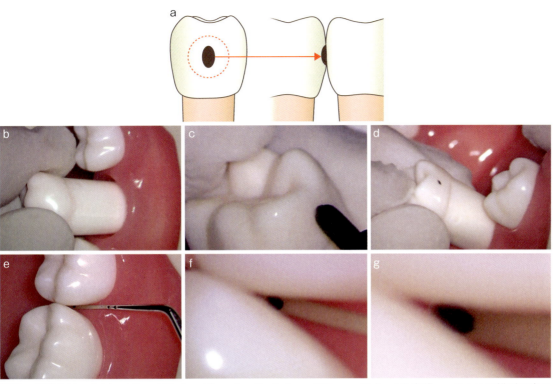

図❷ 模型を使った The Micro Window Shopping Technique Akiyama Method の実験。a のように模型の歯の隣接面コンタクトポイント付近を、マジックで小さく黒く塗る（オレンジ色の点線内）。その模型の歯を元に戻し、隣接面のマジックの黒点が観察できるか実験した。マジックの黒点を The Micro Window Shopping Technique Akiyama Method で観察したところ、容易に確認できた

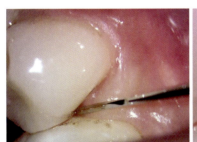
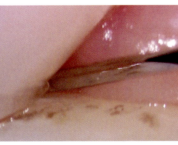

図❸ The Micro Window Shopping Technique Akiyama Method の実践。清掃後のコンタクトの歯肉側から、極端に幅の狭いミラー（0.7mm・1.5mm）と顕微鏡を応用して隣接面のコンタクト付近を歯根側から直接、観察・診断する。このテクニックは、隣接面のコンタクト付近の観察を、歯科の歴史上初めて可能にしたと考えている

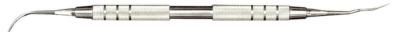

図❹ エンド・隣接面カリエスの診断用　AKIYAMA's マイクロミラー付剥離子　Ultra Small　前歯部用　幅1.5mm（製作：シオダ／販売：日本歯科商社）

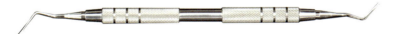

図❺ エンド・隣接面カリエスの診断用　AKIYAMA's マイクロミラー付剥離子　Ultra Small　臼歯部用幅1.5mm（製作：シオダ／販売：日本歯科商社）

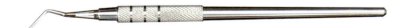

図❻ エンド・隣接面カリエスの診断用　AKIYAMA's Extra Ultra Small マイクロミラー　幅0.7mm（製作：シオダ／販売：日本歯科商社）

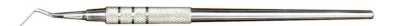

図❼ エンド・隣接面カリエスの診断用　AKIYAMA's Extra Ultra Small マイクロミラー　幅0.7mm（製作：シオダ／販売：日本歯科商社）

なぜヒトのエナメル質には
マイクロクラックが入るのか
The Evolutionary Development of Caries: The Akiyama Hypothesis

筆者は日常臨床において、マイクロクラックとカリエスは関連性があると考えられる像を頻繁に見る。それではなぜ、ヒトのエナメル質にはマイクロクラックが入るのか、考察してみたい。

顕微鏡応用下でメインテナンスをしていると、ほとんどの歯のエナメル質にマイクロクラックが入っている事実に驚愕する。すでに解説したように、「秋山の輪」の条件が揃う部分以外は、基本的に大きな問題にならない。一般的にカリエスはヒトの疾患であり、猿のカリエス治療についてあまり聞かない。そこで、高齢のサルの歯を観察する機会があったので検証することにした。

図1は高齢のニホンザルの骨格標本である。驚くべきはカリエスが存在していないことと、マイクロクラックがほとんど確認できないことである。

ホモサピエンスサピエンス（人類）と霊長類（ニホンザル）の決定的な違い

人類学者が犬歯を見つけた場合、その犬歯がわれわれの祖先（ホモサピエンスサピエンス）であることをどうやって証明するのかご存じだろうか。

他の霊長類（ニホンザルなど）とわれわれで大きく異なる特徴は、大まかに3つあるといわれる。すなわち、①直立二足歩行、②犬歯の縮小、③エナメル質の肥厚である。

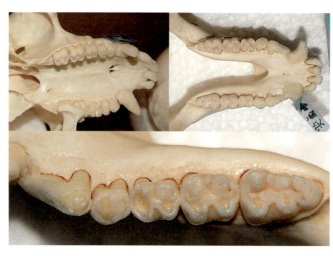

図❶　ニホンザルの骨格標本。カリエスフリーの歯列であった。顕微鏡で観察していないのでわからないが、通常古いマイクロクラックは黒く着色する場合があるが、黒いラインは皆無であった

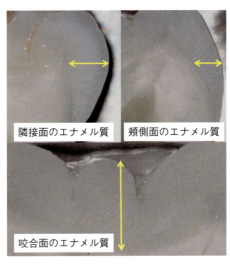

図❷ あきらかにエナメル質が厚すぎるアンサポーテッドエナメル質。マイクロクラックが入りやすい

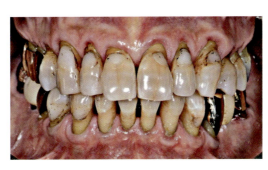

図❸ 高齢の日本人の口腔内。マイクロクラックが入っていることが容易に確認できる。天然歯の高齢者は、ほぼ100%マイクロクラックが確認できる

　人類学者が犬歯を見つけた場合、犬歯が小さくエナメル質が肥厚していると、ホモサピエンスサピエンスの歯であると判断する。人類学的に食生活と社会性、つまり会話において下顎の自由度が増す必要があり、進化したと考えられる。また、エナメル質の肥厚は多様化する食事による咬耗や損傷に対する進化といわれている。

エナメル質の肥厚とエナメル質のマイクロクラックの関係

　金属焼き付けポーセレン、いわゆるメタボンと呼ばれる補綴物がある。このメタボンのポーセレンが厚すぎると、メタルフレームに適切に支持されていないアンサポーテッドポーセレンで破折の原因になる。
　図2の隣接面・咬合面・頬側のエナメル質の厚さを観察してみる。あきらかにエナメル質が厚すぎるアンサポーテッドエナメル質で、マイクロクラックが入りやすいのがわかるだろう。
　高齢のニホンザルがカリエスフリーで、ヒト（**図3**）がフローライドしてもカリエスに苦しめられているのは、進化の過程でエナメル質が肥厚したことと関係があるのかもしれない。もしこの仮説が真実ならば、歴史的発見であろう。あくまでも推測であり憶測の域を超えていないが、鋭い考察なのではないかと筆者は考えている（この仮説を「The Evolutionary Development of Caries: The Akiyama Hypothesis（進化とその代償によるカリエス秋山仮説理論）」と呼称している。

Chapter 3 — 9

下顎前歯が
カリエスになりにくい理由

ここまで述べてきたように、マイクロクラックとカリエスに深い関連があるならば、下顎前歯がカリエスになりにくい明確な理由が証明できるはずである。唾液の影響によるという話ではなく、理論的に説明できれば秋山の仮説が正しいことを証明できる。

下顎前歯の特殊な咬合様式

マイクロクラックが咬合接触時に生じるならば、下顎前歯は口腔内の歯のなかで基本的に特殊だということがわかる。下顎前歯以外の歯は、咬合時にマイクロクラックが入る可能性があるが、下顎前歯は基本的に、一方的にマイクロクラックを入れる側である。

図1のように、下顎前歯は一方的にマイクロクラックを上顎前歯に生じさせる歯である。もし、マイクロクラックからカリエスが罹患するならば、下顎前歯にカリエスが少ない理由を理論的に証明できたことになる。咬合様式的に、上顎前歯に生じるマイクロクラックは隣接面部に生じる。隣接面はプラークトラップになるので、秋山の輪と一致する。

下顎前歯がカリエスのケース

仮説は必ず逆側を証明する必要がある。III級咬合で上顎前歯が下顎前歯の内側に咬合している人は、下顎前歯がカリエスに罹患するのだろうか。下顎前歯にマイクロクラックが入る様式の場合、下顎前歯にカリエスが生じるのか検証した症例を示す（**図2〜4**）。

咬合様式が逆のIII級咬合の患者の場合、上顎前歯が下顎前歯隣接面のエナメル質にマイクロクラックを入れる咬合様式である。この場合、図2〜4のケースのように、下顎前歯にカリエスのリスクがある可能性が示唆された。

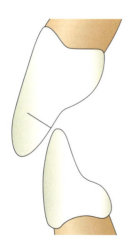

図❶　マイクロクラックが咬合接触時に生じるならば、下顎前歯は一方的にマイクロクラックを上顎前歯に生じさせているという仮説が成り立つのではないか

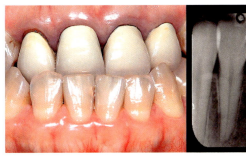

図❷ 39歳、女性。Ⅲ級咬合。治療前の口腔内写真とX線写真。1̄ 近心にコンポジットレジン充填がなされていた。X線写真で見ると内部が黒くなっていて、そのことを患者は気にしていた。内部にカリエスが存在しているのを確認した

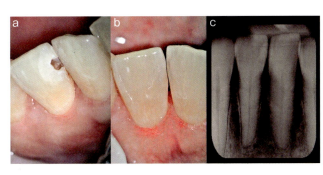

図❸ 1̄ 近心にカリエスを認める。コンポジットレジン充填時（a、b）、上顎前歯切縁が当たっている箇所にカリエスが生じていた（c：コンポジットレジン充填後15年）

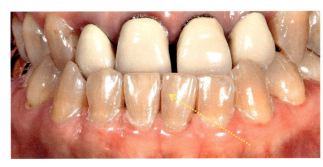

図❹ 1̄ 近心にコンポジットレジン充填後16年。当院でメインテナンスを継続的に行っており、問題は起きていない

KEY Point

1	下顎前歯は基本的にマイクロクラックを上顎前歯に生じさせる咬合様式の歯であり、マイクロクラックからカリエスが罹患するならば、下顎前歯にカリエスが少ない理由を理論的に証明できたことになる
2	咬合様式が逆のⅢ級咬合の患者の場合、上顎前歯により下顎前歯隣接面のエナメル質にマイクロクラックを入れる咬合様式になる
3	下顎前歯にカリエスが少ない理由は、唾液よりも、マイクロクラックの有無のほうが影響が大きい可能性が示唆された

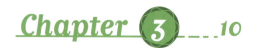

The Akiyama Hypothesis of Micro Crack-Caries Syndrome

　マイクロクラックとカリエスの関係に関する、筆者の仮説「The Akiyama Hypothesis of Micro Crack-Caries Syndrome」（秋山のマイクロクラックカリエス症候群仮説）について、まとめる。

◉現在のフローライド環境において生じるカリエスのおもな原因は、マイクロクラックであると考える（2013年に論文を発表している／p.66図１参照）。

◉カリエスのさまざまなトラブル・再治療・２次カリエスの問題は、マイクロクラックを考慮していないことから生じていると考える。

◉マイクロクラックがカリエスの原因であれば、顕微鏡の応用は必須である。

◉マイクロクラックがカリエスの原因であれば、ルーペや肉眼では治療が難しいのは必然である。

◉治療において考慮することは、新たなマイクロクラックが入らない補綴様式、修復様式を顕微鏡応用下で行わなければならない。

◉本理論に則れば、接着様式を十分考慮して治療すべきとなる。

◉修復・補綴物の物性、とくに硬度をできるかぎり天然歯に合わせて選択すべきである。

◉マイクロクラックが原因と考えられるカリエス治療は、筆者が10数年以上前にすでに完成させており、自身のインスティテュートで教えている。

◉The Akiyama Hypothesis of Micro Crack-Caries Syndrome治療テクニックを、マイクロクラックリペアーテクニック秋山メソッドと呼んでいる。質の高い予後が証明されている。

◉検査における打診は再考すべきである。歯を叩くのは禁忌である。

◉クラウンリムーバーの使用も禁忌である。

◉カリエスの原因がマイクロクラックならば、う蝕検知液でう窩はわからない。

◉マイクロクラックを考慮して歯科衛生士がマイクロメインテナンスを行うべきである。そのため、顕微鏡の使用は必須である。

◉この仮説と治療理論を学ぶ環境は、世界で臨床応用顕微鏡歯科学会にしか存在していない。

Chapter 3 ... 11

臼歯部カリエス治療におけるダイレクトボンディング

　過酷な環境の口腔内において、非常に重い圧力がかかる臼歯部のカリエス治療に、エナメル質の硬度より軟らかいコンポジットレジンを使用することについて考察する。もしマイクロクラックがカリエスの原因ならば、臼歯部の内部を軟らかい材料で治療した場合、非常に重い重圧が歯にかかると歯は容易に歪み、マイクロクラックが入りやすくなり、良好な予後は望めないだろう。

臼歯部ダイレクトボンディングのケース

　図1〜6に、61歳、女性、５４|２次カリエス治療のケースを示す。
　患者は8年前に他院でコンポジットレジン充填をされたと話していた。５４|を顕微鏡で観察すると、内部にカリエスが存在している陰影が確認できた。様子をみていると破折する可能性が高いと判断し、患者の同意をとり、治療へ移行した。治療のテクニックはマイクロクラックリペアーテクニック秋山メソッドである。

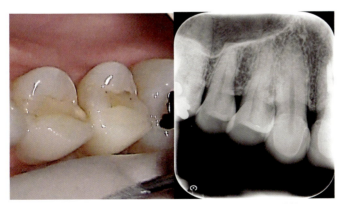

図❶　61歳、女性。５４|２次カリエス。初診時。顕微鏡ではあきらかに２次カリエスの存在が確認できるが、デンタルＸ線写真では100％の確証を得ることはできないだろう

Chapter 3 — 11

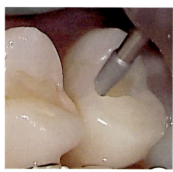

図❷ 5｜近心にマイクロクラックが入っている。顕微鏡であれば2次カリエスの存在を確認できる

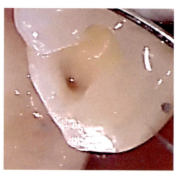

図❸ 5｜近心に、マイクロクラックを中心とした2次カリエスを確認できる。ダイレクトボンディングの8年後、新たに罹患したカリエスである

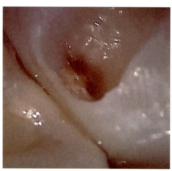

図❹ 5｜近心のカリエスの中心にマイクロクラックが入っている。また、カリエスが深いことがわかる

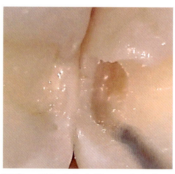

図❺ 5｜の2次カリエスを完全に除去できた。マイクロクラックが入ったエナメル質をすべて除去する必要はない（マイクロクラックリペアーテクニック秋山メソッドの詳細は他の書に譲る）

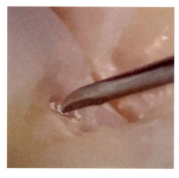

図❻ 4｜遠心にもマイクロクラックが入っており、2次カリエスが存在した。すべてたった8年間で生じたカリエスであり、マイクロクラックが関係していると考えて矛盾しない。咬合力のかかる歯の咬合面をコンポジットレジンで修復すると、歯が咬合力でゆがんでマイクロクラックが入りやすくなり、2次カリエスのリスクが高まると考える

　このケースの患歯は小臼歯だが、咬合面をエナメル質よりも軟らかい材料で修復すると、周囲に多くのマイクロクラックが入るようである。このケースではあきらかに前医の治療が原因と思われるマイクロクラックが確認され、それにより2次カリエスに罹患したと考える。

臼歯部にエナメル質類似硬度補綴物の治療ケース

図7、8に、60歳、女性、6̄フルセラミックインレー破折治療のケースを示す。

9年前にエナメル質の硬度に近い補綴材料であるフルセラミックインレーにて修復した。9年後に近心部分のセラミックが破折したので再治療になった。9年前の治療時と、9年後の再治療時の窩洞の状態を比較する。

ブラキサーの大臼歯部のセラミックインレー（エナメル質に硬度が近い）修復は、過酷な状況でも歯にマイクロクラックを入れにくいことが示唆される結果になった。同時に、フルセラミックインレーの適応症についても考えなければならない結果になった。補綴物の硬度は非常に重要であり、エナメル質に近い硬度がよいことが示唆された。

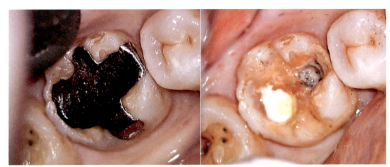

図❼　60歳、女性。9年前に6̄のカリエスを治療。メタルインレー除去時のスライドより、ブラキサーであることがわかる。インレー除去後の内部には、大きな2次カリエスが存在している

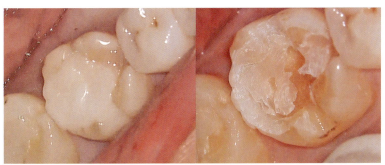

図❽　左はフルセラミックインレー修復後9年で、近心部分のセラミックが破折した様子である。右は残っているフルセラミックインレーを除去したときのものである。非常にきれいな状態で、マイクロクラックが入っていない。図1～6の症例よりもはるかに苛酷な状況である。このケースからわかるのは、歯の状態を健康に保つには、補綴物・修復物の硬度を考慮することの重要性である。この患者は破折を考慮してジルコニアインレーで治療した。なお、ジルコニアインレーに対する筆者の臨床での答えはまだ出ていない。予想でしかないが、ジルコニアは硬すぎると考えている

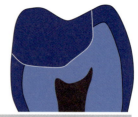

硬さを色で分けた状態。ブルーの色が濃くなれば硬くなる

エナメル質より軟らかい材料で治療すると歯がゆがみやすい　　エナメル質と同じ硬度の材料で治療すると歯がゆがみにくい

図❾　カリエスにマイクロクラックが関与している場合の、補綴物の硬度と接着の関係

補綴物の硬度と接着

　修復・補綴物の硬度は、エナメル質に最も類似したセラミックインレーがよいことがケースより示唆された。セラミックインレーのセットは、世界基準の接着システム（日本のものと少し異なる）で接着させたセラミックインレー修復において最も予後がよいことが筆者の臨床成績でわかっている。

　図9にて修復・補綴物の硬度の関係を説明する。エナメル質より軟らかい材料で治療すると、強い咬合力で歯にマイクロクラックが入りやすいことがわかる。

KEY Point

1 咬合力のかかる臼歯部の咬合面をエナメル質より軟らかい材料で修復すると、周囲に多くのマイクロクラックが入る可能性が高い

2 歯の咬合面にエナメル質より軟らかい材料で修復（ダイレクトボンディング）した場合、あきらかに多数のマイクロクラックが見られ、それに関連した2次カリエスが認められた

3 臼歯部をコンポジットレジンで治療すると、歯が歪みやすくマイクロクラックが入りやすい。マイクロクラックがカリエスの原因ならば2次カリエスになりやすいので、理想的な治療とは言えないと思われる

4 修復・補綴物の硬度は、エナメル質に最も類似したセラミックインレーがよいことが示唆された

Chapter 3 _ 12

シーラントの顕微鏡下での観察

　顕微鏡でシーラント後の歯を見ると、シーラント処置の優劣が瞬時にわかる。当院ではシーラントは行っていないので、他院で行ったシーラントのケースを紹介する。

数ヵ月前に説明なしにシーラント処置をされたセカンドオピニオンケース

　患児（8歳、男児）はもともとは筆者がメインテナンスしていたのだが、遠方に住んでいたので、近隣の歯科医院に連れていったところ、説明もないまま第1大臼歯4本にシーラント処置が行われたとのことであった。それまで筆者が行っていたメインテナンスとはあまりにも違うので、心配になった母親が、セカンドオピニオンを求めて来院した。顕微鏡で観察してみると、数ヵ所でマイクロクラックが確認された（図1～3）。母親には動画で状況を説明した。

　予防処置としてのシーラントは過酷な口腔内の環境で劣化するため容易にチップし、プラークトラップになりやすいため、筆者は否定的である（参考症例：図4、5）。

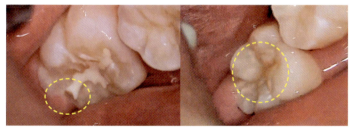

図❶　左：6┃シーラントの遠心がチップして段になっている。シーラントによるプラークトラップができている。右：6┃数ヵ月前に処置されたというシーラントがすべて脱離している

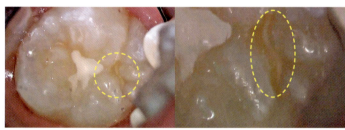

図❷　┃6 シーラントの遠心が脱離している。強拡大でみるとエナメル質があきらかに削合されている。内部に白く見えるのはマイクロクラック

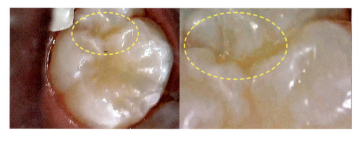

図❸　6┃シーラントはすべて脱離している。遠心にあきらかにエナメル質が削合された跡があり、白いラインはマイクロクラックである

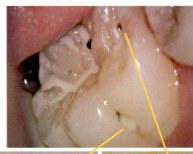
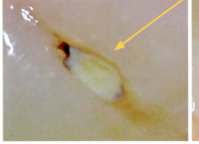
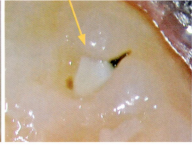

図❹ 20代、女性。6| シーラント処置後数年経過。あきらかにシーラントの劣化でカリエスになっている。この患者はカリエスリスクが低く、シーラントをしていなかったらこのようなカリエスは起きなかった可能性が高い。シーラントが磨けない・フローライドできない空間を作ったことにより罹患したカリエスと考える

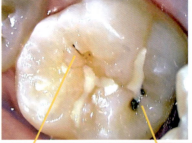
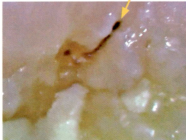
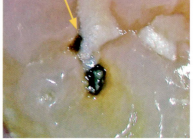

図❺ 20代、女性。|6 シーラント処置後数年経過。図4症例と同様、あきらかにシーラントの劣化でカリエスになっている

Chapter

4

マイクロメインテナンス
秋山メソッドBASIC

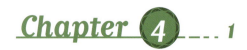

メインテナンスの効果と使命

　歯科衛生士業務におけるメインテナンスについて解説していく。メインテナンスは、サポーティブペリオドンタルセラピーと同義語と考える。
　まず、図1の論文を読んでもらえば、歯科衛生士として患者にプラークコントロールを指導することの大切さがわかると思われる。歯肉縁上のプラークコントロールが、歯周ポケット内の細菌叢に影響を与えることを、歯科衛生士は知らなければならない。とくに専門家による歯面清掃は効果があり、定期的にメインテナンスを行うことは、口腔内の健康に非常に効果がある。
　歯科衛生士が行うメインテナンスの使命は、患者の口腔内の健康に貢献することである。そして、歯科衛生士が行うメインテナンス業務の大きな目的は、歯周病予防・歯周病診断・深い歯周ポケットが存在する人のSPT・カリエス予防・カリエス診断などさまざまにある。ゆえに、歯科衛生士は多くの知識を勉強する必要がある。

メインテナンス時に何をすべきか

　ひと言でいえば、歯科衛生士がメインテナンス時に行うべきことは、バイオフィルムの破壊・除去である。バイオフィルムを破壊・除去することで、口腔内の細菌叢は良性化する。
　定期的なメインテナンス中に歯周病やカリエスを発症すれば、それらを発見しなければならない。カリエス・歯周病・その他の疾患のリスクについて、的確な助言を行い、患者に対する評価を主治医に伝える。さらに、咬合の問題、とくに動揺について診断する。これらがおもな歯科衛生士業務といえるが、やはりメインはバイオフィルムの破壊・除去である。そのために、顕微鏡応用が必須なのである。そして、顕微鏡応用に、スリーステップ秋山メソッドは必須である。

【論文】
L A Ximénez-Fyvie, et al: The effect of repeated professional supragingival plaque removal on the composition of the supra- and subgingival microbiota. J Clin Periodontol, 27 (9) : 637-647, 2000.

【内容の要約】
この論文は歯肉縁上プラークを専門家（歯科衛生士）が週1回、3ヵ月間清掃すると歯周ポケット内の細菌叢に変化があるのか？　ということを調べた論文で、結論からいうと歯肉縁上のプラークコントロールは歯周ポケット内の細菌叢に影響を与える。プラークコントロールがよければ細菌叢は良性化し、歯肉縁上、縁下の細菌数も減少することがわかった（グラム陰性桿菌の数が激減する）。

図❶　プラークコントロールに関する論文

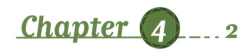

メインテナンスの掟

　本書のなかで、「Akiyama Hypothesis of Idiopathic Dentinal Tubule Opening Syndrome」（秋山の医原性象牙細管開放症候群仮説）、「The Evolutionary Side Effect of Caries: The Akiyama Hypothesis」（進化とその代償によるカリエス：秋山の仮説）、「The Akiyama Hypothesis of Micro Crack-Caries Syndrome」（秋山のマイクロクラックカリエス症候群仮説）を解説した。これらを理解していれば、筆者が導き出したメインテナンスの掟を容易に理解できると思う。

　すなわち、メインテナンスの掟とは「絶対に歯に損傷を与えてはならない」である。

　もし自身の担当に知覚過敏の患者がいるならば、メインテナンス時に歯面をわずかでも損傷したことが原因である可能性が高いことを知るべきである。

　知覚過敏を患者のブラッシングのせいにする歯科衛生士もいるようだが、事実ではないと考える。実際はメインテナンス時に歯の表面、とくに歯根をわずかに損傷し、象牙細管が開放してしまったことが知覚過敏を引き起こした可能性のほうが高い。

　パワーが適正でない超音波チップを歯に当てて共鳴させた場合、隣接面部のエナメル質にマイクロクラックが入る可能性があり、歯科衛生士がカリエスの原因を作ることになる。もし患者の幸せに貢献する歯科衛生士になりたいならば、患者の問題の原因を歯科衛生士のメインテナンス時に作っている可能性があることを知る必要がある。

メインテナンス時に何をすべきか

　歯科衛生士のメインテナンス時に観察すべき対象を表1にまとめる。

　マイクロクラックから咬合、ミクロからマクロまでカバーしなければならない歯科衛生士のメインテナンス業務は、肉眼やルーペだけでは難しいことがわかる。すなわち、メインテナンスに顕微鏡は必要なのである。

表❶　歯科衛生士がメインテナンス時に観察すべき対象

1	歯肉溝内（インプラント含む）から歯冠部すべてのバイオフィルム全般。プラークコントロールも含む
2	エナメル質のマイクロクラック、補綴物のマイクロクラックなどマイクロクラック全般
3	歯肉表面の異常全般（腫瘍、炎症、サイナストラクト、他）
4	歯の表面異常全般（カリエス、破折、補綴物の動揺脱離、他）
5	咬合状態（動揺、フレミタス、異常な歯の移動、インプラント対合歯の状態、他）
6	顎関節と周囲筋群（開口状態、開口運動、側方運動、痛み、他）
7	頬粘膜、口蓋の状態
8	舌の状態
9	その他

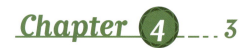

歯科衛生士トラブルの一番の原因

　歯科衛生士トラブルの一番の原因は、インフォーム（説明）内容を患者が理解できず勘違いや忘れることである。歯科衛生士のインフォームは通常、言葉での説明がメインだが、言葉だけで説明することの危険性を解説する。

　1972年、日科技連出版教育機器編集委員会による「産業教育機器システム便覧」によると、五官による知覚の割合は視覚器官83%・聴覚11%・触覚1.5%・味覚1.0%であるとしている。

　この調査結果から考えるに、歯科衛生士のインフォームの情報量が100%だとしても、聴覚のみを利用した説明の時点で11%の情報量になる可能性があり、実は患者はほとんど理解できていない場合が多いことを示唆している。

　また、エビングハウスの忘却曲線（**図1**）は非常に有名である。この曲線は同じことを再び記憶するのに要した時間をリサーチしたものであり、単純な忘却率ではないが非常に参考になるリサーチである。エビングハウスの忘却曲線で考えると、時間が経つと言葉でのインフォームの内容を患者はほとんど覚えていないことになる。

　一方で、視覚を利用したインフォームが最も効率的ではあるが、それでもその情報量は100%に満たない。

　そこで、顕微鏡で拡大した映像を見せるインフォームが有効だと私は強調したいのである。拡大による情報量は拡大倍率の二乗なので、顕微鏡での治療時に大きな情報量を提供できる。大きな情報量を利用したインフォームは短時間で切れのよいインフォームを可能にし、専用のソフトを利用することで誰でも容易に行える。顕微鏡を利用したインフォームは、顕微鏡の最大の利点である。最初に患者が受け取った大きな情報量のインフォームは経時的に忘れにくく、インフォームする時間も短くて済む。

　口頭だけでインフォームした場合と、顕微鏡を応用してインフォームした場合、どのような違いが出るのか、一例を挙げてみる（**図2**）。歯科衛生士が顕微鏡を応用してインフォームすることで、スムーズな診療が可能になるかをイメージしてもらえれば幸いである。

記憶してから経過した時間	節約率
20分後	58%
1時間後	44%
1日後	34%
1週間後	23%
1ヵ月後	21%

図❶　エビングハウスの忘却曲線

口頭だけでインフォームした場合〜トラブル例〜	顕微鏡を応用してインフォームした場合
メインテナンス時の問題を口頭で歯科衛生士が説明した。患者はすぐに忘れてしまい、数年後に抜歯になった際、「歯を失わないためにメインテナンスに来ているのに抜歯になるなんて。メインテナンスの効果がないから歯を失うことになった」と、歯科衛生士にクレームを言った	メインテナンス時の問題について、顕微鏡応用下で情報量の多いインフォームを行った。患者は瞬時に理解してプラークコントロールに励み、メインテナンスに通った。数年後抜歯になった際、「メインテナンスに通っていたおかげで数年でも歯がもってよかった。本当にありがとう」と、歯科衛生士に心から感謝の言葉を述べた

図❷　口頭だけでインフォームした場合と顕微鏡を応用してインフォームした場合の比較（イメージ）

【顕微鏡とインフォーム】

　顕微鏡の利点として、おもに「明るい視野、バラエティーに富んだ倍率、情報量の多さ」が挙げられるだろう。顕微鏡はルーペとは異なり、視野方向と光源の方向が一致しているうえに、高品質のレンズを使用しているため、ルーペと比較して明視野が得られる。

　また、術式に応じた倍率の変更も容易である。さらに重要なのが、顕微鏡によって得られる「情報量の多さ」である。たとえば、2倍の拡大率で術野をみた場合、情報量は2倍ではなく2の二乗（4倍）となり、これが8倍だと8の二乗（64倍）となる。こうした情報量の多さは、患者に病状や治療方法を解説するときにとくに威力を発揮する。

　マイクロクラックや歯肉溝内のバイオフィルム観察などに顕微鏡は最適であることが理解できるが、歯科衛生士業務は広い範囲をカバーしなければならないので、従来の顕微鏡の応用方法は相性が悪い。ただし、大きな情報量を利用したインフォームは短時間で切れのよいものになるため、生かさない手はない。顕微鏡を利用したインフォームは、顕微鏡を使用するうえでの最大の利点である。

Chapter 4-4

メインテナンスに
スリーステップ秋山メソッドが
優れている理由

　スリーステップ秋山メソッドは、1. スリーディメンジョナルテクニック秋山メソッド（超立体視）、2. ハイパフォーマンス的ポジショニング（質の高い治療）、3. 超効率的ポジショニング（時間短縮）の3種類のポジショニングの法則性をもったテクニックである。無限にあるポジショニングのなかから、誰でもスリーステップ秋山メソッドを応用できる6ヵ所のポジショニングを開発した（図1）。その基本のポジショニング6ヵ所をマスターするだけで臨床に応用できる。

　スリーステップ秋山メソッドを理解するには、前提として、上顎ミラーテクニック、下顎ミラーテクニック、ミラーテクニックの欠点、単なる直視とスリーステップ秋山メソッドにおける直視との違いなどを理解する必要がある。それらの理論体系は、前作『スリーステップ秋山メソッド BASIC　最低倍率でも大きなメリットがある顕微鏡テクニック』（デンタルダイヤモンド社）にて解説しているため、ぜひそちらを熟読願いたい。

　なお、スリーステップ秋山メソッドの6ヵ所の基本ポジショニングについては、『スリーステップ秋山メソッド BASIC』からの引用というかたちで示す（Chapter4-5参照）。本書だけでも最低限スリーステップ秋山メソッドの基本部分に触れられるようにしたものであるが、やはり『スリーステップ秋山メソッド BASIC』も併せて読まれることを強く勧めたい。

スリーステップ秋山メソッドの機動性を生かす

　スリーステップ秋山メソッドは、世界初の肉眼よりも機動性がある顕微鏡応用下のテクニックで、最小倍率から最大倍率まで顕微鏡の利点を応用できるテクニックであ

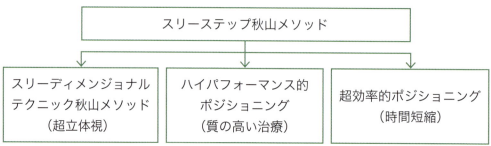

図❶　スリーステップ秋山メソッド、3つの法則性

> スリーステップ秋山メソッド顕微鏡応用下、30人の全顎の歯肉溝内のバイオフィルム破壊・除去に有した時間の平均をリサーチした（スピードを意識して行った）。
>
> 【結果】
> ・1人平均歯数：25.6本
> ・歯肉溝内バイオフィルム平均除去時間：10分32秒

図❷　スリーステップ秋山メソッドのメインテナンス時における機動力に関するリサーチ

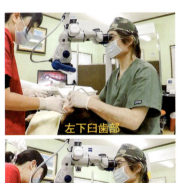
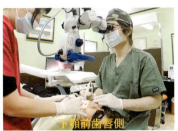
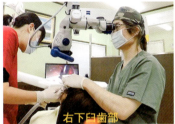
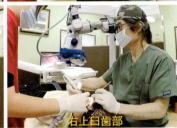
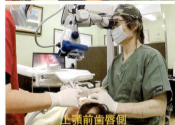
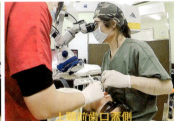

図❸　スリーステップ秋山メソッドを応用したメインテナンス。術者はほぼ同じ位置で全顎を見ている。顕微鏡の可動域と患者の顔の向き、チェアーの背面板の角度を組み合わせることで行うため、術者は大きく体勢を変えていない。どの部位も直視下でメインテナンスを行っているのがわかる（※スライドでは助手がついているが、現在は一人でマイクロメインテナンスを行っている）

る。その機動力が歯科衛生士のメインテナンスにおいて最適である。

　機動性を証明するリサーチを紹介する（**図2**）。全顎（平均25.6本）の歯肉溝内のバイオフィルムをスリーステップ秋山メソッドを応用して超音波スケーラーで破壊・除去したリサーチである。

　スリーステップ秋山メソッドのバイオフィルムの破壊・除去の時間は、肉眼で行うよりも早いかもしれない。理由は顕微鏡の機動力と患者のポジショニングにある。全顎のポジショニングチェンジを、顕微鏡の可動域と患者の顔の向き、チェアーの背面板の角度を組み合わせることで行うため、基本的に術者は大きく体勢を変えずに全顎メインテナンスに専念できる（**図3**）。

　スリーステップ秋山メソッドで行うマイクロメインテナンスは、ほとんど直視下で行うことができる。スリーステップ秋山メソッドは肉眼よりも直視できる部位が多く、マイクロメインテナンスにおいてミラーテクニックはほとんど使用しない。

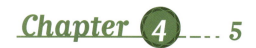

スリーステップ秋山メソッド 6ヵ所の基本ポジショニング

（※本項は『スリーステップ秋山メソッド BASIC　最低倍率でも大きなメリットがある顕微鏡テクニック』[2024] p.158-193からの転載である）

KEY Point

1. スリーステップ秋山メソッドの基本ポジショニングは、たった6ヵ所である

2. 各ポジショニングごとに、顕微鏡（EXTARO300）の屈曲や角度、術者や患者の位置などを調整する

スリーステップ秋山メソッドにおける基本ポジショニングは6種類ある（図1）。そして、下顎臼歯部（P1）と上顎臼歯部（P4）が左右同じポジショニングになる関係で、バリエーションが計8ヵ所となる。

本項では前項までに述べてきたポジショニングバリエーションを踏まえて、8ヵ所の基本ポジショニング（リファレンスポイント）の設定手順について下記の順で解説していく。

1．P1左下顎臼歯部基本ポジショニング
2．P2下顎前歯部舌側基本ポジショニング
3．P3下顎前歯部唇側基本ポジショニング
4．P1右下顎臼歯部基本ポジショニング
5．P4右上顎臼歯部基本ポジショニング
6．P5上顎前歯部唇側基本ポジショニング
7．P6上顎前歯部口蓋側基本ポジショニング
8．P4左上顎臼歯部基本ポジショニング

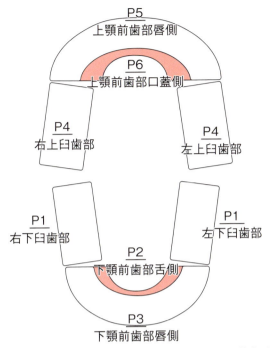

図❶ スリーステップ秋山メソッド、6ヵ所の基本ポジショニング（P1〜P6）

> ### 【『The Micro Endoscopic Technique』】
>
> スリーステップ秋山メソッドは、患者の顔の向きを変えるだけでダイナミックにポジショニングが変わっていくため、術者は動かずに高度な治療を行うことができる。
>
> リファレンスポイントP1〜P6のポジショニングは精密に考え出された、規則性・再現性のあるポジショニングである。
>
> 本書の肝ともいうべき基本ポジショニングについて本項のなかで詳しく解説していくが、過去に上梓した『The Micro Endoscopic Technique』（MATI出版）も参考になるだろう。
>
> P1〜P6が完成する前に製作された本だが、近遠心すべてのポジショニングがカラーアトラスとして掲載されているので、参考にしてほしい。
>
>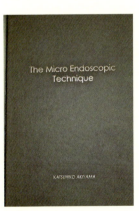
> ▲『The Micro Endoscopic Technique』

Chapter 4-5

左下顎臼歯部基本ポジショニング P1
P1左下顎臼歯部（Left Lower Molar Tooth）

【P1左下顎臼歯部／設定手順】（図2〜9）

1. 術者のポジショニングは10時
2. 患者チェアーポジショニングは30°起こす
3. EXTARO300は1屈曲
4. 顕微鏡の水平方向の動きは10°から15°鏡筒を左に振る、開口障害がある場合10°鏡筒を左に振る、開口障害がない場合15°鏡筒を左に振る
5. 患者の顔を右に向ければ左下顎臼歯部頰側、患者の顔を左に向ければ舌側を顕微鏡で直視することができる
6. 基本ポジショニングは右下顎臼歯部と同じ

● P1 左下顎臼歯部（図2〜9）

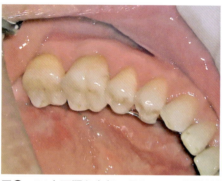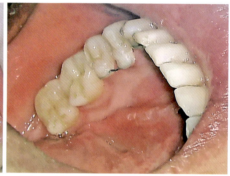

図❷　P1左下顎臼歯部で見えている顕微鏡像。|4から|7、4歯の頰・舌側を直視下で見ることができる。実際は患者の頭部の角度や複雑なセッティングがうまくいかないと、このように見ることはできない

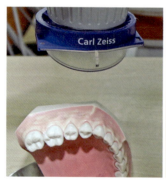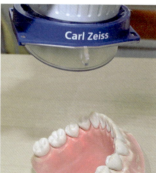

図❸　P1左下顎臼歯部の顕微鏡と術野のイメージ。図のように顕微鏡の基本ポジショニングをセッティングした場合、患者が右を向けば左下顎臼歯部頰側、左を向けば左下顎臼歯部舌側を顕微鏡の直視下で見ることができる

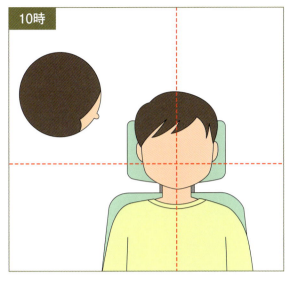

図❹ P1左下顎臼歯部における術者のポジショニングは10時

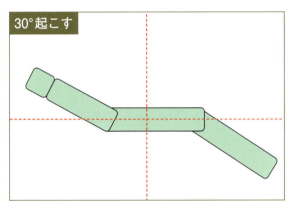

図❺ P1左下顎臼歯部の患者チェアーポジショニングは30°起こす。安頭台は後ろに下げ、頭は後方へ傾く

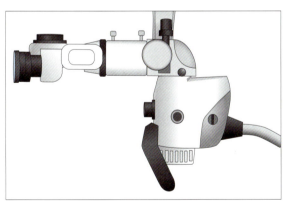

図❻ P1左下顎臼歯部におけるEXTARO300は1屈曲

Chapter 4 --- 5

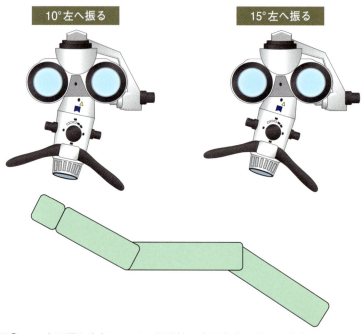

図❼ P1左下顎臼歯部における顕微鏡の水平方向の動き。患者のチェアーポジショニングを30°起こした状態で患者が開口した場合、下顎臼歯部咬合面は床に対してほぼ水平になる。下顎臼歯部を見る場合、手前の$\overline{4}$から奥の$\overline{7}$に向かって見える方向に顕微鏡を水平に左に振らなければならない。左に振ることで、臼歯部を立体的に見ることができる。患者に開口障害がある場合、10°鏡筒を左に振る。開口障害がなければ、15°鏡筒を左に振る

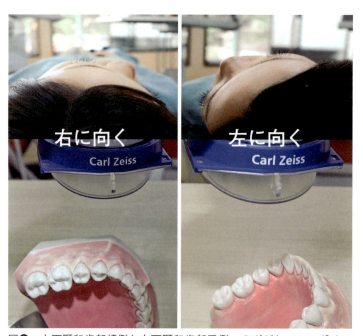

図❽ 左下顎臼歯部頬側と左下顎臼歯部舌側へのポジショニングチェンジの方法。患者の顔を右に向ければ左下臼歯部頬側、患者の顔を左に向ければ舌側を直視で見ることができる

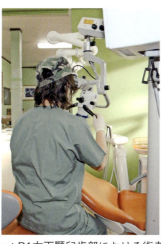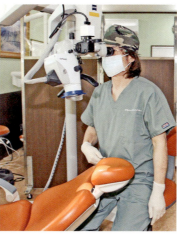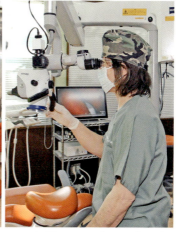

a：P1左下顎臼歯部における術者のポジショニングは10時。患者チェアーポジショニングは30°起こす。EXTARO300は1屈曲。顕微鏡の水平方向の動きは10°から15°鏡筒を左に振る。開口障害がある場合10°鏡筒を左に振る、開口障害がない場合15°鏡筒を左に振る。安頭台は後ろに下げ頭は後方へ傾くポジショニング

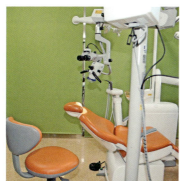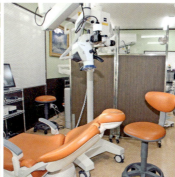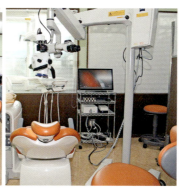

b：aの術者がいない状態
図❾　P1左下顎臼歯部基本ポジショニング

Chapter 4-5

下顎前歯部舌側基本ポジショニング P2
P2下顎前歯部舌側（Lower Incisor Tooth Lingual Side）

【P2下顎前歯部舌側／設定手順】（図10〜17）

1. 術者のポジショニングは9時17分
2. 患者チェアーポジショニングは50°起こす
3. EXTARO300は1屈曲
4. 顕微鏡の水平方向の動きは15°鏡筒を右に振る。患者の顔貌や歯列により5〜25°のバリエーションがある
5. 左下顎前歯部舌側を見るときは患者の顔を左に向ける。右下顎前歯部舌側を見るときは患者の顔を右に向ける
6. 患者の頭が高ければ下がってもらい、術者の椅子は一番高い位置にする
7. 下顎前歯部の舌側傾斜がきつい場合、直視が難しい

● P2 下顎前歯部舌側（図 10 〜 17）

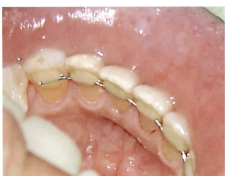
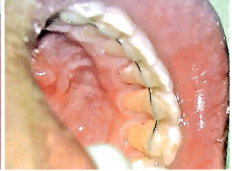

図❿　P2下顎前歯部舌側で見えている顕微鏡像。3̲から3̲、6歯の舌側を直視下で見ることができる。実際は患者の頭部の角度や複雑なセッティグがうまくいかないとこのように見ることはできない

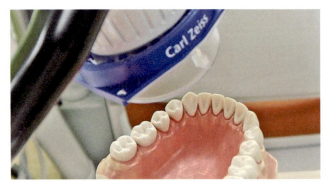

図⓫　P2下顎前歯部舌側の顕微鏡と術野のイメージ。図のように顕微鏡の基本ポジショニングをセッティングした場合、患者が左を向けば左下顎前歯部舌側、右を向けば右下顎前歯部舌側を顕微鏡の直視下で見ることができる

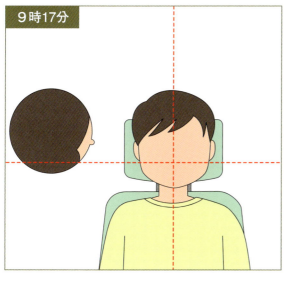

図⓬ P2下顎前歯部舌側における術者のポジショニングは9時17分

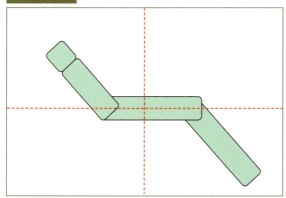

図⓭ P2下顎前歯部舌側における患者チェアーポジショニングは50°起こす

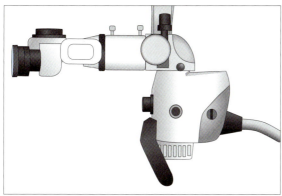

図⓮ P2下顎前歯部舌側におけるEXTARO300は1屈曲

Chapter 4 ... 5

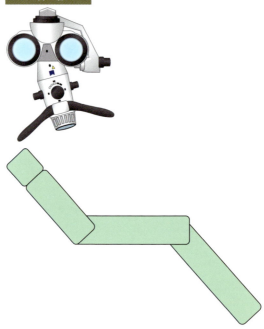

図❶ P2下顎前歯部舌側における顕微鏡の水平方向の動き。患者のチェアーポジショニングを50°起こした状態で患者が開口した場合、下顎臼歯部咬合面は床に対してかなり下方に傾くので、鏡筒を右へ15°（5°から25°のバリエーションがある）振れば下顎前歯舌側を直視下で見ることができる。左下顎前歯部舌側を見る場合、患者の顔は左に向いてもらい、右側を見る場合、患者の顔は右に向いてもらう。基本的に患者の顔の向きで6前歯見ることができるが、舌側傾斜がきつい場合、直視は難しい

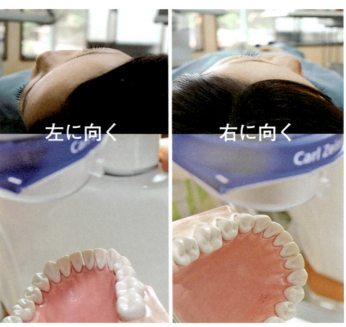

図❶ 左下顎前歯部舌側と右下顎前歯部舌側へのポジショニングチェンジの方法。患者の顔を左に向ければ左下顎前歯部舌側、患者の顔を右に向ければ右側を直視で見ることができる

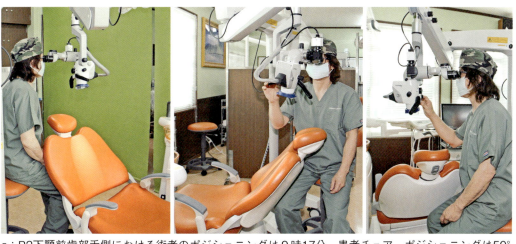

a：P2下顎前歯部舌側における術者のポジショニングは9時17分。患者チェアーポジショニングは50°起こす。EXTARO300は1屈曲。顕微鏡の水平方向の動きは15°鏡筒を右に振る（患者の顔貌や歯列により5〜25°の範囲で右に振るバリエーションがある）。下顎前歯部の舌側傾斜がきつい場合、直視は難しい

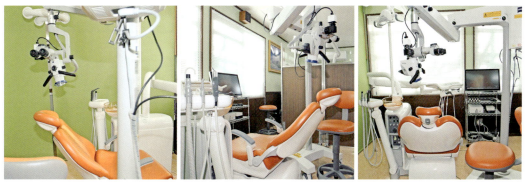

b：aの術者がいない状態
図⓱　P2下顎前歯部舌側基本ポジショニング

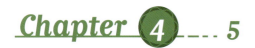

下顎前歯部唇側基本ポジショニング P3
P3下顎前歯部唇側（Lower Incisor Tooth Labial Side）

【P3下顎前歯部唇側／設定手順】（図18～25）

1. 術者のポジショニングは9時17分
2. 患者チェアーポジショニングは5°起こす
3. EXTARO300は1屈曲
4. 顕微鏡の水平方向の動きは15°鏡筒を右に振る。歯軸が唇側傾斜していれば5°、舌側傾斜していれば25°右に振る。基本的に5～25°のバリエーションがあり患者の下顎前歯歯軸により変化する。
5. 患者の顔を右に向ければ左下顎前歯部唇側、患者の顔を左に向ければ右側を顕微鏡で直視することができる。

● P3 下顎前歯部唇側（図18～25）

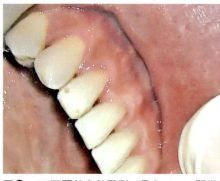 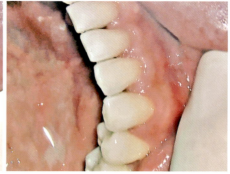

図⓲　P3下顎前歯部唇側で見えている顕微鏡像。3̄から3̄、6歯の唇側を直視下で見ることができる。実際は患者の頭部の角度や複雑なセッティングがうまくいかないとこのように見ることはできない

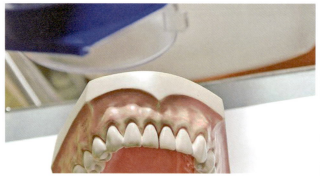

図⓳　P3下顎前歯部唇側における顕微鏡と術野のイメージ。図のように顕微鏡の基本ポジショニングをセッティングした場合、患者が右を向けば左下顎前歯部唇側、左を向けば右下顎前歯部唇側を顕微鏡の直視下で見ることができる

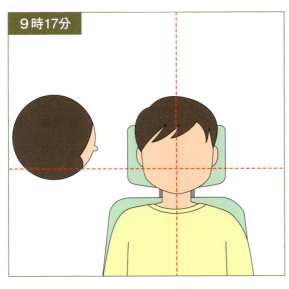

図⓴　P3下顎前歯部唇側における術者のポジショニングは9時17分

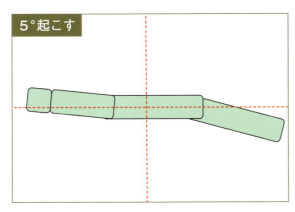

図㉑　P3下顎前歯部唇側における患者チェアーポジショニングは5°起こす。安頭台は後ろに下げ、頭は後方へ傾くポジショニング

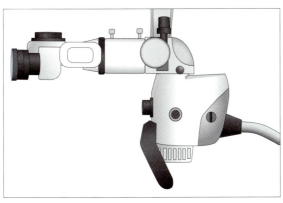

図㉒　P3下顎前歯部唇側におけるEXTARO300は1屈曲

Chapter 4 --- 5

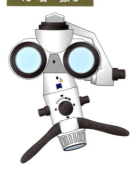

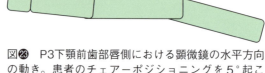

図❷ P3下顎前歯部唇側における顕微鏡の水平方向の動き。患者のチェアーポジショニングを5°起こした状態で患者が開口した場合、下顎前歯部歯軸は床に対してやや起きた状態になる。その歯軸に対して鏡筒を右へ振れば下顎前歯部唇側を見ることができる。下顎前歯部唇側左側を見る場合、患者の顔は右に、下顎前歯部右側を見る場合、患者の顔は左に向いてもらう。基本的に患者の顔の向きで6前歯を見ることができる。基本的に15°横に振ると明記しているが、下顎前歯歯軸の角度により5〜25°のバリエーションがある

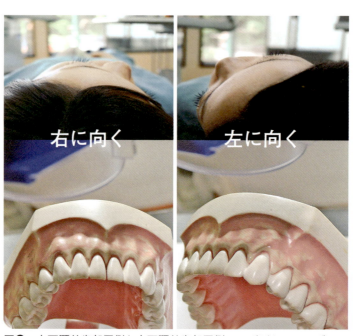

図❷ 左下顎前歯部唇側と右下顎前歯部唇側へのポジショニングチェンジの方法。患者の顔を右に向ければ左下顎前歯部唇側、患者の顔を左に向ければ右側を直視で見ることができる

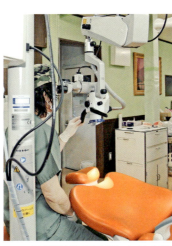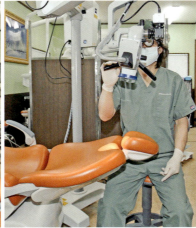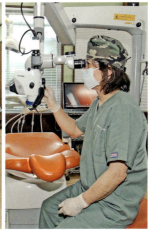

a：P3下顎前歯部唇側における術者のポジショニングは9時17分。患者チェアーポジショニングは5°起こす。EXTARO300は1屈曲。顕微鏡の水平方向の動きは15°鏡筒を右に振る。歯軸が唇側傾斜していれば5°、舌側傾斜していれば25°右に振る。基本的に5〜25°のバリエーションがあり患者の下顎前歯歯軸により変化する

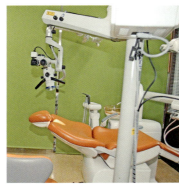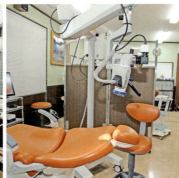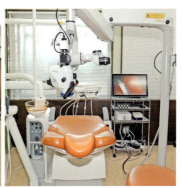

b：aの術者がいない状態
図㉕　P3下顎前歯部唇側基本ポジショニング

Chapter 4-5

右下顎臼歯部基本ポジショニング P1
P1右下顎臼歯部（Right Lower Molar Tooth）

【P1右下顎臼歯部／設定手順】（図26〜33）

1. 術者のポジショニングは10時
2. 患者チェアーポジショニングは30°起こす
3. EXTARO300は1屈曲
4. 顕微鏡の水平方向の動きは10°から15°鏡筒を左に振る、開口障害がある場合10°鏡筒を左に振る、開口障害がない場合15°鏡筒を左に振る
5. 患者の顔を右に向ければ右下顎臼歯部舌側、患者の顔を左に向ければ頬側を顕微鏡で直視することができる
6. 基本ポジショニングは左下顎臼歯部と同じ

● P1 右下顎臼歯部（図26〜33）

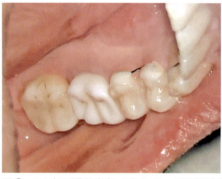
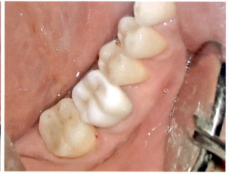

図㉖　P1右下顎臼歯部で見えている顕微鏡像。4|から|7、4歯の頬・舌側を直視下で見ることができる。実際は患者の頭部の角度や複雑なセッティングがうまくいかないと、このように見ることはできない

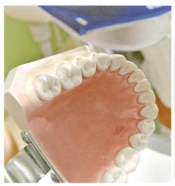
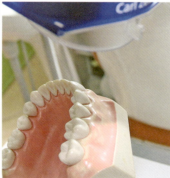

図㉗　P1右下顎臼歯部における顕微鏡と術野のイメージ。図のように顕微鏡の基本ポジショニングをセッティングした場合、患者が右を向けば右下顎臼歯部舌側、左を向けば頬側を顕微鏡の直視下で見ることができる

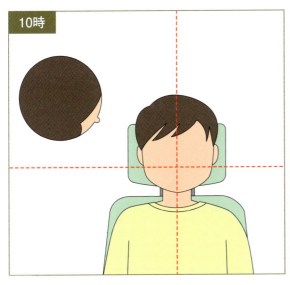

図❷ P1右下顎臼歯部における術者のポジショニングは10時

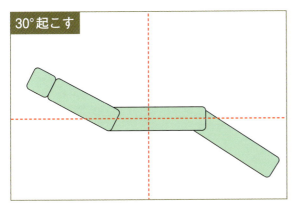

図❷ P1右下顎臼歯部における患者チェアーポジショニングは30°起こす。安頭台は後ろに下げ、頭は後方へ傾くポジショニング

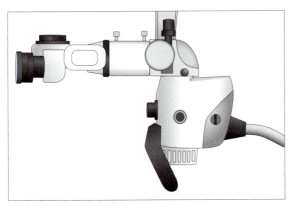

図❸ P1右下顎臼歯部におけるEXTARO300は1屈曲

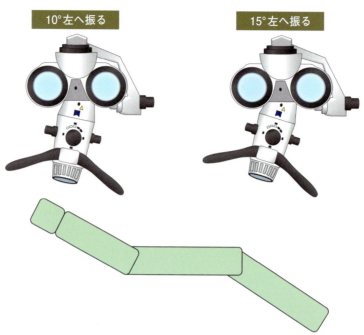

図㉛ P1右下顎臼歯部における顕微鏡の水平方向の動き。患者のチェアーポジショニングを30°起こした状態で患者が開口した場合、下顎臼歯部咬合面は床に対してほぼ水平になる。下顎臼歯部を見る場合、手前の4|から奥の7|に向かって見える方向に顕微鏡を水平方向に左に振らなければならない。左に振ることで臼歯部を立体的に見ることができる。患者に開口障害がある場合は10°鏡筒を左に振る。開口障害がなければ、15°鏡筒を左に振る

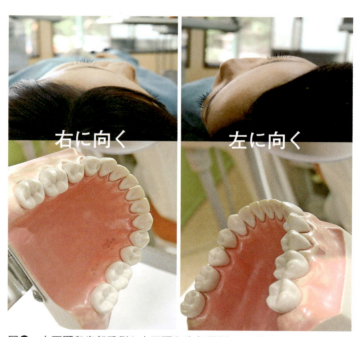

図㉜ 右下顎臼歯部舌側と右下顎臼歯部頬側へのポジショニングチェンジの方法。患者の顔を右に向ければ右下臼歯部舌側、患者の顔を左に向ければ頬側を直視で見ることができる

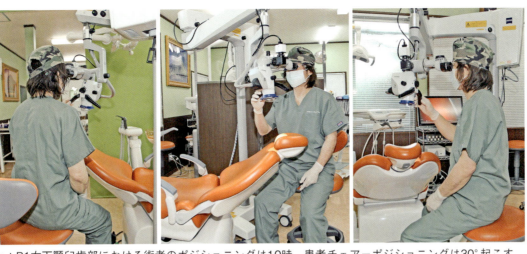

a：P1右下顎臼歯部における術者のポジショニングは10時。患者チェアーポジショニングは30°起こす。EXTARO300は1屈曲。顕微鏡の水平方向の動きは10°から15°鏡筒を左に振る。開口障害がある場合10°鏡筒を左に振る、開口障害がない場合15°鏡筒を左に振る。安頭台は後ろに下げ頭は後方へ傾くポジショニング

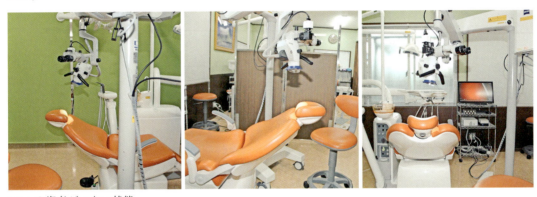

b：aの術者がいない状態
図❸　P1右下顎臼歯部基本ポジショニング

Chapter 4 — 5

右上顎臼歯部基本ポジショニング P4
P4右上顎臼歯部（Right Upper Molar Tooth）

【P4右上顎臼歯部／設定手順】（図34〜41）

1．術者のポジショニングは11時
2．患者チェアーポジショニングは5°起こす
3．EXTARO300は弱い2屈曲（水平方向やや左に振るコンビネーション）。見えない場合は2屈曲を強める
4．患者の顔を右に向ければ右上顎臼歯部口蓋側、患者の顔を左に向ければ頬側を顕微鏡で直視することができる
5．基本ポジショニングは左上顎臼歯部と同じ

● P4 右上顎臼歯部（図34〜41）

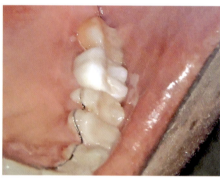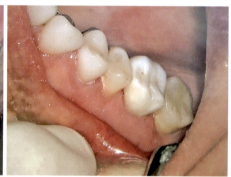

図㉞　P4右上顎臼歯部で見えている顕微鏡像。4|から|7、4歯の頬・口蓋側を直視下で見ることができる。実際は患者の頭部の角度や複雑なセッティングがうまくいかないと、このように見ることはできない

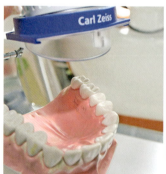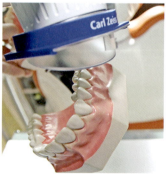

図㉟　P4右上顎臼歯部における顕微鏡と術野のイメージ。図のように顕微鏡の基本ポジショニングをセッティングした場合、患者が右を向けば右上顎臼歯部口蓋側、左を向けば頬側を顕微鏡の直視下で見ることができる

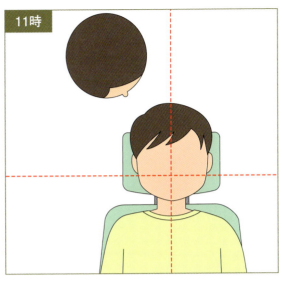

図㊱ P4右上顎臼歯部における術者のポジショニングは11時

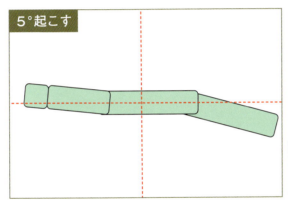

図㊲ P4右上顎臼歯部における患者チェアーポジショニングは5°起こす。安頭台は後ろに下げ、頭は後方へ傾くポジショニング

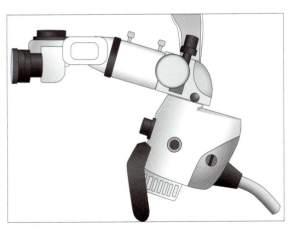

図㊳ P4右上顎臼歯部におけるEXTARO300は弱い2屈曲、水平方向にやや左に振るコンビネーションのポジショニング

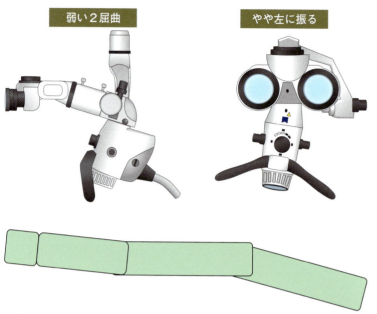

図㊴ P4右上顎臼歯部における顕微鏡の前後水平方向の動き。患者のチェアーポジショニングを5°起こした状態で患者が大きく開口した場合、上顎臼歯部咬合面は床に対して直角より通常やや上方に傾斜する場合が多い（安頭台の位置による）。上顎臼歯部を見る場合、手前の4|から奥の7|に向かって見える方向に顕微鏡を弱く2屈曲する。見えない場合、2屈曲を強める。術者が患者に近づきすぎないために、水平方向やや左に振る。患者が右を向けば口蓋側、左を向けば頬側を直視できる

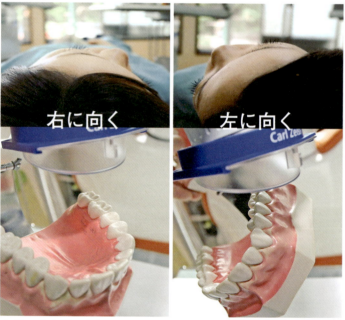

図㊵ 右上顎臼歯部口蓋側と右上顎臼歯部頬側へのポジショニングチェンジの方法。患者の顔を右に向ければ右上顎臼歯部口蓋側、患者の顔を左に向ければ頬側を直視で見ることができる

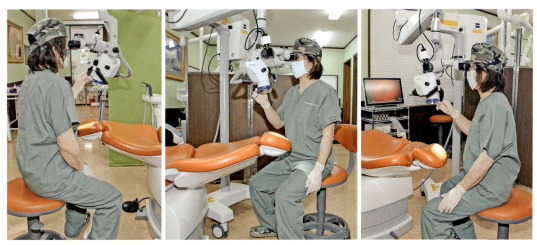

a：P4右上顎臼歯部における術者のポジショニングは11時。患者チェアーポジショニングは5°起こす。EXTARO300は弱い2屈曲、術者が患者に近づきすぎないために水平方向やや左に振る。患者が右を向けば右上顎臼歯部口蓋側、左を向けば頬側を直視下で見ることができる。安頭台は後ろに下げ、頭は後方へ傾くポジショニング

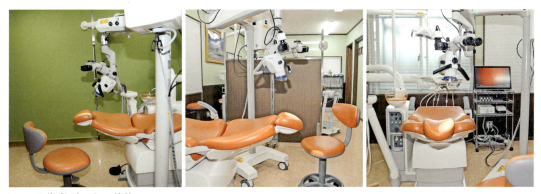

b：aの術者がいない状態
図㊶　P4右上顎臼歯部基本ポジショニング

Chapter 4 — 5

上顎前歯部唇側基本ポジショニング P5
P5上顎前歯部唇側（Upper Incisor Tooth Labial Side）

【P5上顎前歯部唇側／設定手順】（図42〜49）

1. 術者のポジショニングは9時17分
2. 患者チェアーポジショニングは10°起こす
3. EXTARO300は1屈曲
4. 顕微鏡の水平方向の動きは15°鏡筒を左に振る。歯軸が唇側傾斜していれば5°、舌側傾斜していれば25°左に振る。基本的に5〜25°のバリエーションがあり患者の上顎前歯歯軸により変化する
5. 患者の顔を左に向ければ右上顎前歯部唇側、患者の顔を右に向ければ左側を顕微鏡で直視することができる

● P5 上顎前歯部唇側（図42〜49）

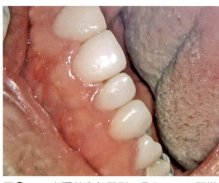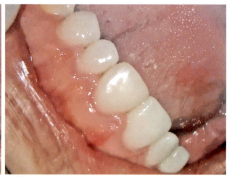

図㊷　P5上顎前歯部唇側で見えている顕微鏡像。3|から|3、6歯の唇側を直視下で見ることができる。実際は患者の頭部の角度や複雑なセッティングがうまくいかないと、このように見ることはできない

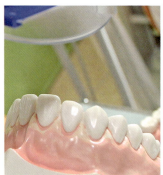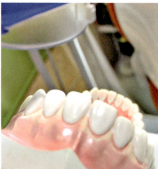

図㊸　P5上顎前歯部唇側における顕微鏡と術野のイメージ。図のように顕微鏡の基本ポジショニングをセッティングした場合、患者が左を向けば右上顎前歯部唇側、右を向けば左上顎前歯部唇側を顕微鏡の直視下で見ることができる

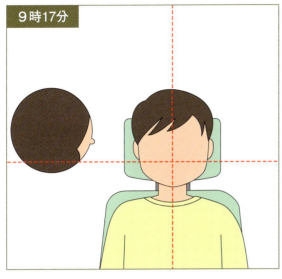

図㊹　P5上顎前歯部唇側における術者のポジショニングは9時17分

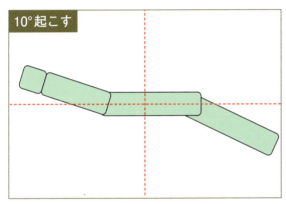

図㊺　P5上顎前歯部唇側における患者チェアーポジショニングは10°起こす。安頭台は後ろに下げ、頭は後方へ傾くポジショニング

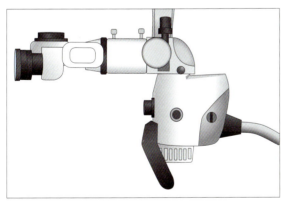

図㊻　P5上顎前歯部唇側におけるEXTARO300は1屈曲

Chapter 4 — 5

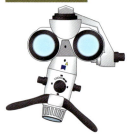

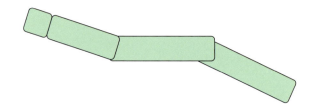

図❹ P5上顎前歯部唇側における顕微鏡の水平方向の動き。患者のチェアーポジショニングを10°起こした状態で鏡筒を左へ振れば上顎前歯部唇側を見ることができる。歯軸が唇側傾斜していれば5°、舌側傾斜していれば25°左に振る。基本的に5〜25°のバリエーションがあり、患者の上顎前歯歯軸により変化する。上顎前歯部唇側右側を見る場合、患者の顔は左に、上顎前歯部唇側左側を見る場合、患者の顔は右に向いてもらう。基本的に患者の顔の向きで6前歯見ることができる

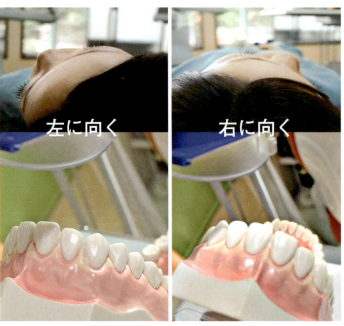

図❽ 右上顎前歯部唇側と左上顎前歯部唇側へのポジショニングチェンジの方法。患者の顔を左に向ければ右上顎前歯部唇側、患者の顔を右に向ければ左側を直視で見ることができる

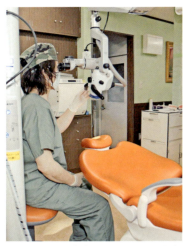 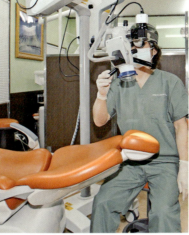 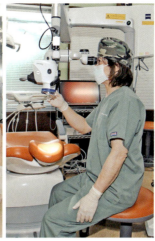

a：P5上顎前歯部唇側における術者のポジショニングは9時17分。患者チェアーポジショニングは10°起こす。EXTARO300は1屈曲。顕微鏡の水平方向の動きは15°鏡筒を左に振る。歯軸が唇側傾斜していれば5°、舌側傾斜していれば25°左に振る。基本的に5〜25°のバリエーションがあり、患者の上顎前歯歯軸により変化する

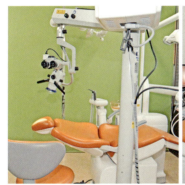 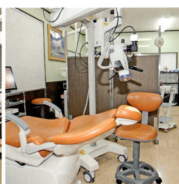 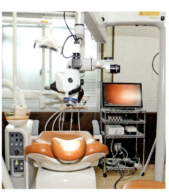

b：aの術者がいない状態
図❹9　P5上顎前歯部唇側基本ポジショニング

Chapter 4 --- 5

上顎前歯部口蓋側基本ポジショニング P6
P6上顎前歯部口蓋側（Upper Incisor Tooth Palatal Side）

【P6上顎前歯部口蓋側／設定手順】（図50〜57）

1. 術者のポジショニングは11時
2. 患者チェアーポジショニングは完全フラット
3. 基本的に EXTARO300は強い２屈曲、左上顎前歯部口蓋側を見るときは２屈曲をやや弱める
4. 顕微鏡の水平方向の動きは基本的に患者から離れるためやや左に振る。左上顎前歯部口蓋側を見るときは強い２屈曲をやや弱めて25°（MAX）左に振る
5. 3|口蓋側の場合、極端に患者の顔を右に向ける。|3口蓋側の場合、患者の顔を極端に左に向ければ直視することができる

● P6 上顎前歯部口蓋側（図50〜57）

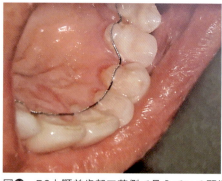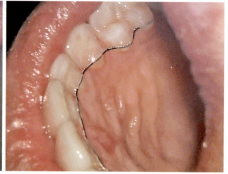

図⑩ P6上顎前歯部口蓋側で見えている顕微鏡像。3|から|3、6歯の口蓋側を直視下で見ることができる。実際は患者の頭部の角度や複雑なセッティングがうまくいかないと、このように見ることはできない

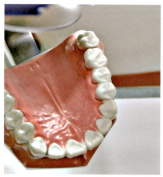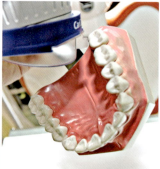

図㊶ P6上顎前歯部口蓋側における顕微鏡と術野のイメージ。図のように顕微鏡の基本ポジショニングをセッティングした場合、患者が大きく右を向けば右上顎前歯部口蓋側、大きく左を向けば左上顎前歯部口蓋側を顕微鏡直視下で見ることができる

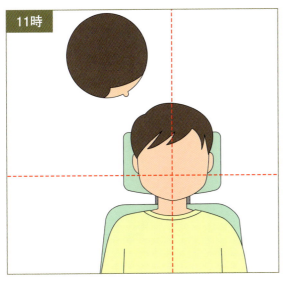

図❷　P6上顎前歯部口蓋側における術者のポジショニングは11時

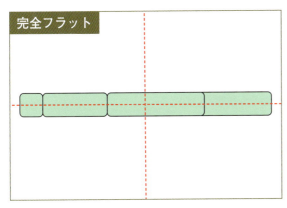

図❸　P6上顎前歯部口蓋側における患者チェアーポジショニングは完全なフラット。安頭台は後ろに下げ、頭は後方へ傾くポジショニング

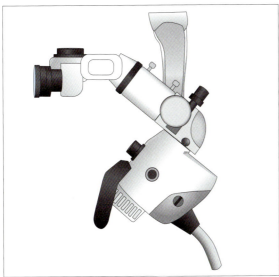

図❹　P6上顎前歯部口蓋側におけるEXTARO300は強い2屈曲と同時に、横方向やや左に振るコンビネーション

Chapter 4 --- 5

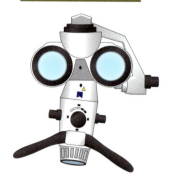
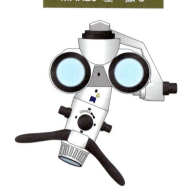

図㊺ P6上顎前歯部口蓋側における顕微鏡の水平方向の動き。患者のチェアーポジショニングは完全フラット。強い２屈曲。3│口蓋側を見る場合は、強い２屈曲プラス鏡筒を水平的にやや左に振り患者は大きく右を向く。│3口蓋側を見るときは強い２屈曲をやや弱め、水平的に鏡筒をMAX25°左に振る。基本的に強く２屈曲すると患者の頭に近づいてしまう。鏡筒をやや左に振るだけで、患者の頭部と距離を離すことができる。安頭台は後ろに下げ、頭は後方へ傾くポジショニングが重要

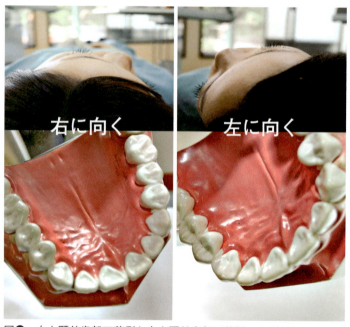

図㊻ 右上顎前歯部口蓋側と左上顎前歯部口蓋側へのポジショニングチェンジの方法。患者の顔を大きく右に向ければ右上顎前歯部口蓋側、患者の顔を大きく左に向ければ左側を直視で見ることができる

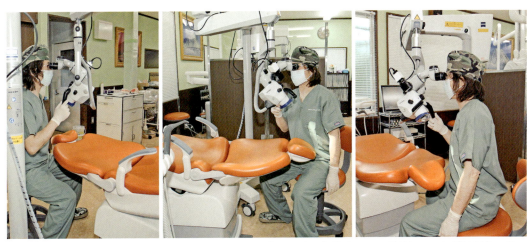

a：P6上顎前歯部口蓋側における術者のポジショニングは11時。患者チェアーポジショニングは完全フラット。EXTARO300は強い2屈曲で鏡筒を水平的にやや左に振る。左上前歯部口蓋側を見るときは2屈曲をやや弱め MAX25°左に振る。患者が極端に右に向ければ 3|口蓋側、極端に左に向ければ |3 口蓋側を直視できる。安頭台は後ろに下げ、頭は後方へ傾くポジショニング

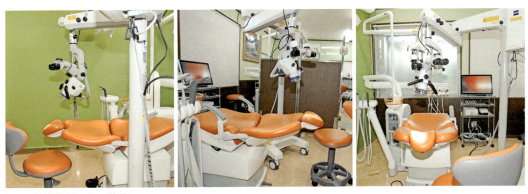

b：aの術者がいない状態
図❺ P6上顎前歯部口蓋側基本ポジショニング

左上顎臼歯部基本ポジショニング P4
P4左上顎臼歯部（Left Upper Molar Tooth）

【P4左上顎臼歯部／設定手順】（図58〜65）

1. 術者のポジショニングは11時
2. 患者チェアーポジショニングは5°起こす
3. EXTARO300は弱い2屈曲（水平方向やや左に振るコンビネーション）。見えない場合は2屈曲を強める
4. 患者の顔を右に向ければ左上顎臼歯部頬側、患者の顔を左に向ければ口蓋側を顕微鏡で直視することができる
5. 基本ポジショニングは右上顎臼歯部と同じ

● P4 左上顎臼歯部（図58〜65）

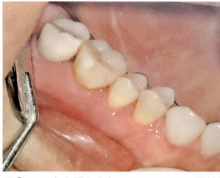
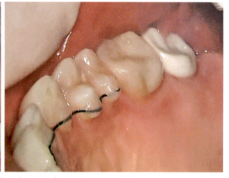

図❺❽ P4左上顎臼歯部で見えている顕微鏡像。|4 から|7、4歯の頬・口蓋側を直視下で見ることができる。実際は患者の頭部の角度や複雑なセッティングがうまくいかないと、このように見ることはできない

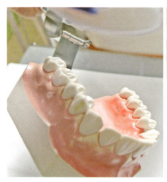
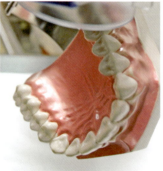

図❺❾ P4左上顎臼歯部における顕微鏡と術野のイメージ。図のように顕微鏡の基本ポジショニングをセッティングした場合、患者が右を向けば左上顎臼歯部頬側、左を向けば口蓋側を顕微鏡の直視下で見ることができる

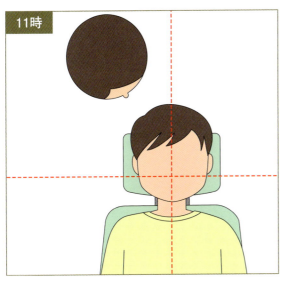

図⑩　P4左上顎臼歯部における術者のポジショニングは11時

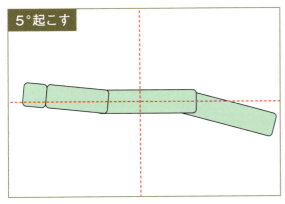

図⑪　P4左上顎臼歯部における患者チェアーポジショニングは5°起こす。安頭台は後ろに下げ、頭は後方へ傾くポジショニング

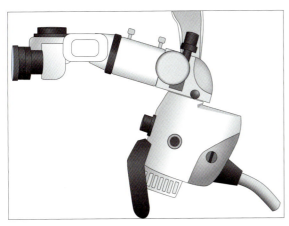

図⑫　P4左上顎臼歯部におけるEXTARO300は弱い2屈曲、水平方向にやや左に振るコンビネーションのポジショニング

Chapter 4 - 5

弱い2屈曲　　　　　やや左に振る

図❻3　P4左上顎臼歯部における顕微鏡の前後水平方向の動き。患者のチェアーポジショニングを5°起こした状態で患者が大きく開口した場合、上顎臼歯部咬合面は床に対して直角より通常やや上方に傾斜する場合が多い（安頭台の位置による）。上顎臼歯部を見る場合、手前の|4 から奥の|7 に向かって見える方向に顕微鏡を弱く2屈曲する。見えない場合、2屈曲を強める。術者が患者に近づきすぎないために、水平方向やや左に振る。患者が右を向けば頬側、左を向けば口蓋側を直視できる

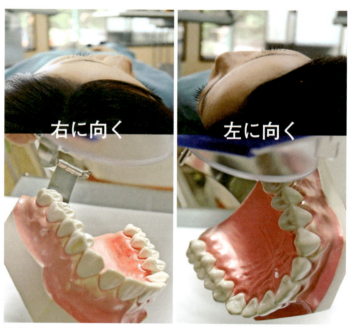

右に向く　　　　　左に向く

図❻4　左上顎臼歯部頬側と左上顎臼歯部口蓋側へのポジショニングチェンジの方法。患者の顔を右に向ければ左上臼歯部頬側、患者の顔を左に傾ければ口蓋側を直視で見ることができる

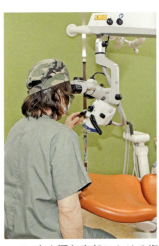 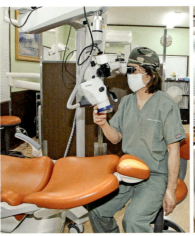 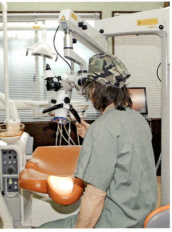

a：P4左上顎臼歯部における術者のポジショニングは11時。患者チェアーポジショニングは5°起こす。EXTARO300は弱い2屈曲、術者が患者に近づきすぎないために水平方向やや左に振る。患者が右を向けば左上顎臼歯部頬側、左を向けば口蓋側を直視下で見ることができる。安頭台は後ろに下げ、頭は後方へ傾くポジショニング

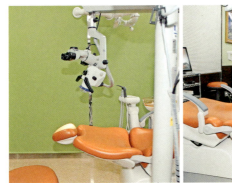 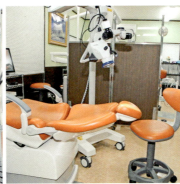 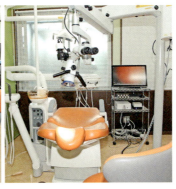

b：aの術者がいない状態
図❻ P4左上顎臼歯部基本ポジショニング

P1とP4の部位別の名称

スリーステップ秋山メソッドにおける基本ポジショニング(リファレンスポイント)は6種類しかないが、P1とP4は便宜的にその位置により呼び名を決める必要がある。具体的にいえば、P1とP4のポジショニングは共通であるが、「左側／右側」「頬側／舌側／口蓋側」なのかをわかるように細かく名前を決める必要がある。

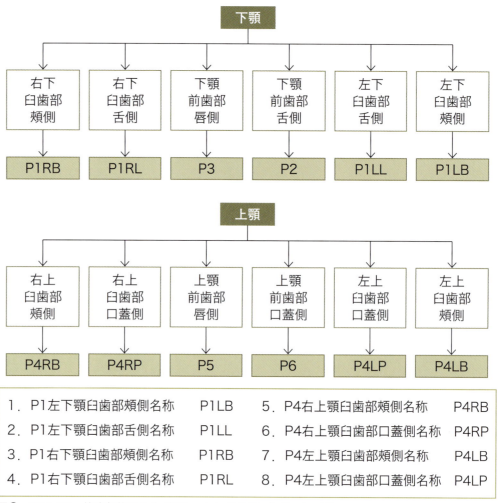

図66 P1とP4、治療部位によるポジショニングのディシジョンツリー

そこで、それぞれに対して右側はR、左側はLと表記する。また、頬側はB、舌側はL、口蓋側はPと表記する。

たとえば、右下臼歯部頬側のポジショニングは「P1RB」と表記する。解説すれば、下顎臼歯部の基本ポジショニングはP1であり、その次に右側のRightのR、頬側BuccalのBでP1RBである。治療部位によるポジショニングのディシジョンツリー的なスライドの**図66**と**図67**を参照されたい。

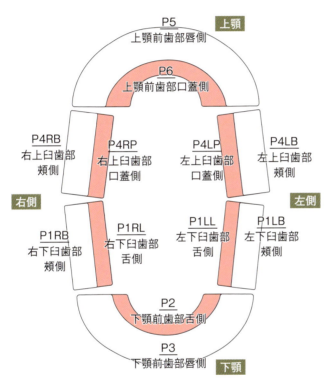

図**67** P1とP4の部位別のポジショニング名称

Chapter 4 --- 6

スリーステップ秋山メソッド メインテナンスの順番

スリーステップ秋山メソッドの基本ポジショニングはメインテナンスの順番で構成されている（図1）。顕微鏡のメインテナンスの順番は、顕微鏡を口腔内に応用するのに最も効率のよい位置からスタートすべきである。左下臼歯部 P1ポジショニングから、メインテナンスをスタートさせる。

シークエンス1から12まで、シークエンスの矢印の方向に向かってメインテナンスを行うのが、マイクロメインテナンスのルールである（図2）。その理由を解説する。

マイクロメインテナンスは基本、低パワーの超音波スケーラーを使用する。とくに歯周ポケット内の歯肉縁下の浮遊性プラーク、いわゆるバイオフィルムを破壊・除去するのが大きな目的である。歯肉縁下の浮遊性プラークバイオフィルムを破壊・除去する場合、原則として同じ方向で行う。インスツルメントを同じ方向に動かすことで、効率的にバイオフィルムを破壊しながら歯周ポケット外部に排除するためである。言い方を変えれば、メインテナンスは一筆書きのように後戻りしないで同一方向に向かって行うべきなのである。これはマイクロメインテナンスの掟である。

最後臼歯部の遠心部分は、頬側と舌側・口蓋側と頬側で2回歯肉縁上・縁下バイオフィルムの破壊・除去を行うことで、確実にリスクを減らすことができる。これらの実践的なテクニックは、経験豊かなマイクロハイジニストしかわからないテクニックといえる。

図❶　図のようにメインテナンスのポジショニングが分かれている。メインテナンスは左下臼歯部遠心より始める。メインテナンスの順番パートは12に分かれている。それぞれをシークエンス1 〜シークエンス12と呼んでいる（図2参照）

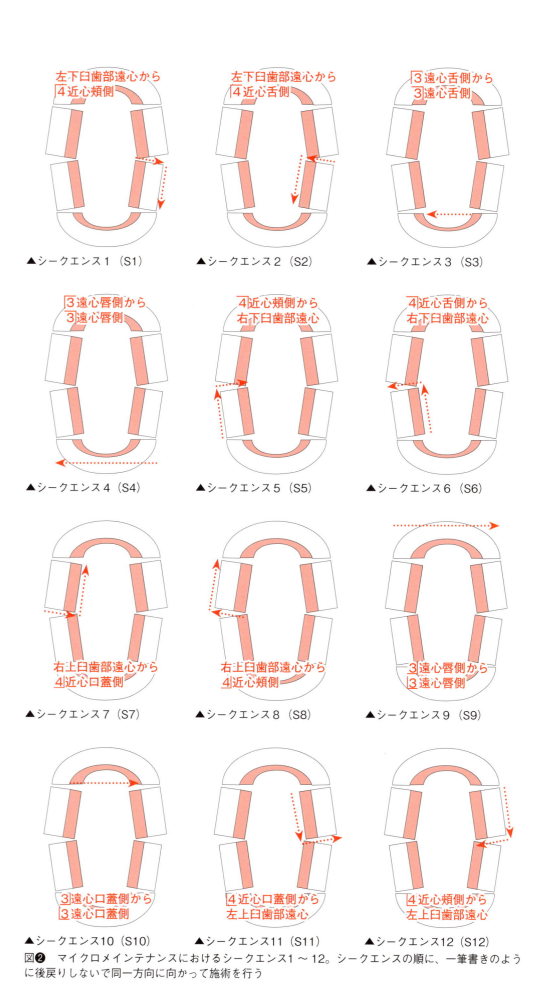

図❷ マイクロメインテナンスにおけるシークエンス1〜12。シークエンスの順に、一筆書きのように後戻りしないで同一方向に向かって施術を行う

Chapter 4 ... 7

メインテナンスシークエンスと
ポジショニング

メインテナンスシークエンス1〜12の、スリーステップ秋山メソッドのポジショニングについて、解説する（**図1〜7**）。

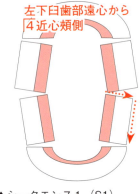
▲シークエンス1（S1）

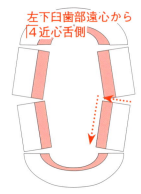
▲シークエンス2（S2）

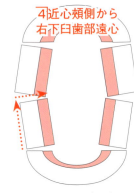
▲シークエンス5（S5）

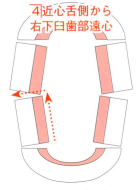
▲シークエンス6（S6）

図❶　シークエンス1・2・5・6はP1ポジショニング

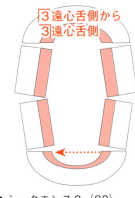
▲シークエンス3（S3）

図❷　シークエンス3はP2ポジショニング

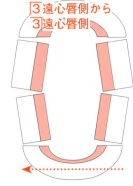
▲シークエンス4（S4）

図❸　シークエンス4はP3ポジショニング

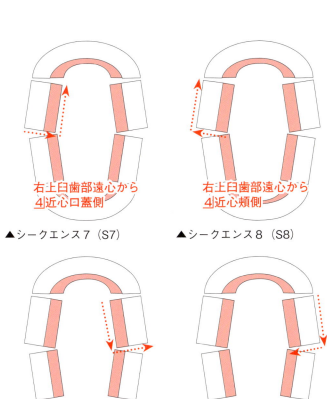

▲シークエンス7（S7）　　　▲シークエンス8（S8）

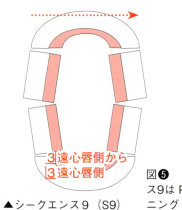

▲シークエンス11（S11）　　▲シークエンス12（S12）

図❹　シークエンス7・8・11・12はP4ポジショニング

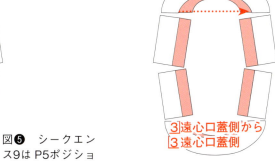

▲シークエンス9（S9）　　図❺　シークエンス9はP5ポジショニング

▲シークエンス10（S10）　　図❻　シークエンス10はP6ポジショニング

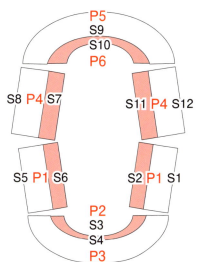

図❼　メインテナンスシークエンスとポジショニングまとめ

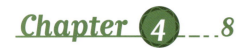

The Three Step Akiyama Method Perio View（スリーステップ秋山メソッドペリオビュー）

　スリーステップ秋山メソッドの特徴の１つに、3D立体視がある。とくにメインテナンス時には歯周ポケットの位置に対して3DViewを意識する必要がある。これは、歯科衛生士のメインテナンスに特化した考え方とポジショニングであり、「The Three Step Akiyama Method Perio View」（スリーステップ秋山メソッドペリオビュー）と呼んでいる。

　具体的にテクニックを解説する。顕微鏡の見る角度を調整することで、歯周ポケットを意識したポジショニングをとることができる。やり方は多様だが、混乱を避けるため、ここでは１つのやり方のみを教える。患者の歯列の状況によっては見えないこともあるため、あくまでも原則として考えてほしい。The Three Step Akiyama Method Perio Viewのやり方は無限に存在し、多様性がそこにある。

```
P1  背面板30°を35°にする
P2  背面板50°を55°にする
P3  背面板5°を10°にする
P4  背面板5°を0°にする
P5  背面板10°を5°にする
P6  患者の下顎の上げる角度で調整
```

図❶　The Three Step Akiyama Method Perio Viewの例

スリーステップ秋山メソッド ノーマルビュー	スリーステップ秋山メソッド ペリオビュー	
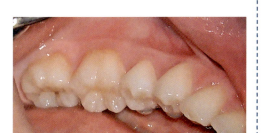	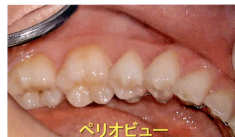	図❷ シークエンス1
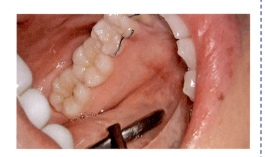	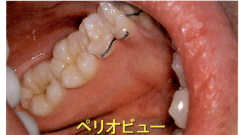	図❸ シークエンス2
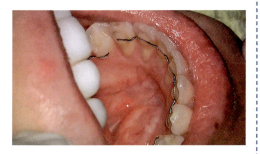	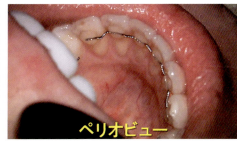	図❹ シークエンス3
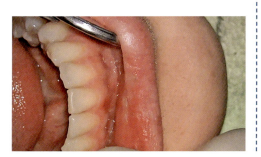	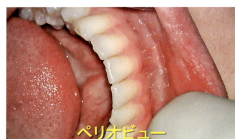	図❺ シークエンス4

Chapter 4 ... 8

スリーステップ秋山メソッド ノーマルビュー	スリーステップ秋山メソッド ペリオビュー	
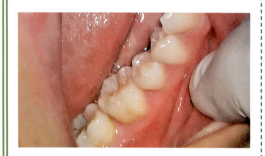	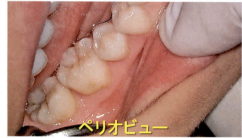	図❻ シークエンス5
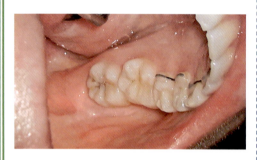	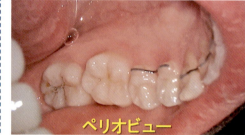	図❼ シークエンス6
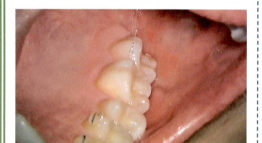	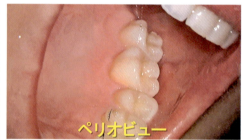	図❽ シークエンス7
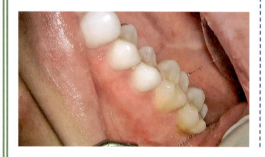	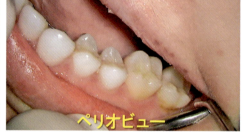	図❾ シークエンス8

スリーステップ秋山メソッド ノーマルビュー	スリーステップ秋山メソッド ペリオビュー
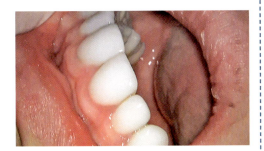	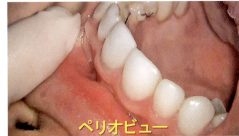 図❿ シークエンス9
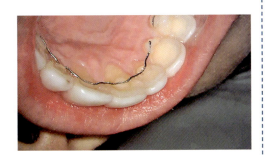	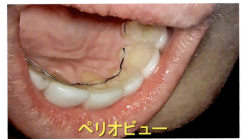 図⓫ シークエンス10
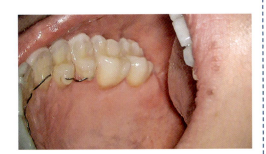	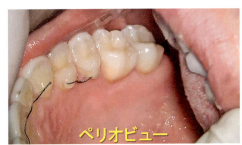 図⓬ シークエンス11
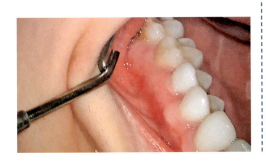	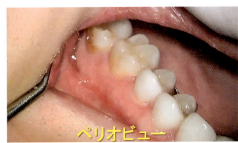 図⓭ シークエンス12

Chapter
5

マイクロメインテナンス
秋山メソッド
天然歯の歯肉縁下

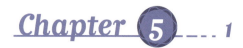

歯科衛生士が知るべき生物学的幅径

生物学的幅径（Supracrestal tissue attachment）とは？

　歯槽骨の上にある歯根と歯肉の付着の構造（上皮性付着と線維性付着）を総称して「生物学的幅径（Supracrestal tissue attachment）」と呼ぶ。本書では、歯肉溝も含めて「生物学的幅径」と定義する。つまり、本書における生物学的幅径は、歯肉溝・上皮性付着・線維性付着の3つから成る組織のことを指す。
　超音波チップを使用する際には、その先端を生物学的幅径の歯肉溝内に留めることが重要である。上皮性付着は非常に弱く、エアーでも剥がれるほど繊細なため、臨床時に1mmを目安に超音波チップを歯肉溝内に入れる。それ以上深く入れて上皮性付着・線維性付着を破壊すると、患者は強い痛みを訴える。

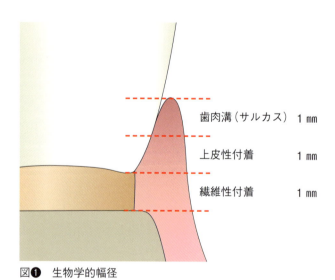

図❶　生物学的幅径

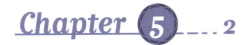

歯肉縁下プラークの
破壊・除去の際に守るべきルール
「The Micro Biofilm Control Technique Akiyama Method」

　歯肉縁下プラーク（歯周ポケット内バイオフィルム）の破壊・除去が、マイクロメインテナンスの最も重要な使命である。本項では、筆者が「The Micro Biofilm Control Technique Akiyama Method」と呼ぶノウハウについて解説する。

　まずはマイクロメインテナンスの掟（図1）と、歯周ポケットバイオフィルムの破壊・除去の際、守らなければならないルール（図2）を示す。大前提として、この2点について、理解しておくことが大切である。

●マイクロメインテナンスの掟
　歯科衛生士が行うメインテナンスの掟はただ1つ、**「絶対に歯に損傷を与えてはならない」**である。
　手用スケーラーは容易に、Hopewell-Smithの透明層を破壊する。パワーが強い超音波スケーラーはマイクロクラックを入れる可能性がゼロではない。知覚過敏の患者がいる場合、その原因が歯科衛生士のメインテナンスに起因している場合があることを自覚する必要がある。

図❶　マイクロメインテナンスの掟

1. 必ず低パワーで超音波スケーラーを使用する
2. 基本的に手用スケーラーは使用しない。長期的に手用スケーラーを使用していると、歯根面を傷つける
3. 筆者が推奨する超音波スケーラーおよびインスツルメント（後述）を使用する（30年を超える良好な長期予後という結果が存在しているので、安心である）

図❷　歯周ポケットバイオフィルムの破壊・除去の際に守るべきルール

Chapter 5 ... 2

使用する超音波スケーラー

筆者が推奨する超音波スケーラーは、スプラソン（白水貿易：図3）である。本機にはニュートロンテクノロジーというものが応用されている。長期予後をリサーチした結果、この超音波スケーラーがベストであるという結論に達した（※筆者と白水貿易との間に利益供与はない）。

使用する超音波スケーラーチップ

歯に損傷を与えないための重要なインスツルメントは、超音波スケーラーチップである。筆者はマイクロメインテナンスを20年（メインテナンス歴は30年）以上継続しているが、Hopewell-Smithの透明層を破壊していない実績がある。当然、知覚過敏を発症する患者は皆無である。ハイレベルなマイクロメインテナンスには、長期予後が良好で安心できるインスツルメントを使用すべきであり、この点で妥協すると代償を患者が払うことになる。

推奨する超音波チップは、スプラソンチップ#10（白水貿易：図4／以下、#10）というコンベンショナルな形のものである。基本的に#10のみ使用する。と

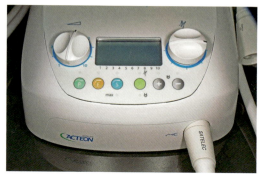

図❸ スプラソン P-MAX2ベーシックシステム（白水貿易）

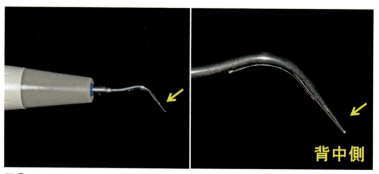

図❹ ハンドピース（ニュートロンチタンハンドピース ライト無）超音波チップ（スプラソンチップ#10）を使用する

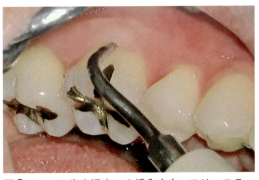

図❺　#10の歯肉溝内への挿入方向。スリーステップ秋山メソッドペリオビューの視野なので、歯肉溝の方向を認識できる。超低侵襲にて、超音波チップを操作できる。歯根面に触れているが、強い力はかけていない。軽く触れる感じで歯根に触れている

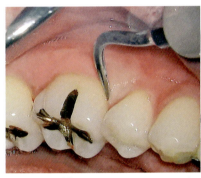 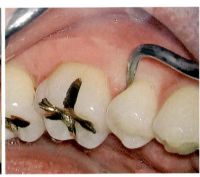

図❻　左：6̲近心歯間部の歯間乳頭部分に#10を挿入する様子。歯間部歯肉溝の立体的な構造を認識して、横から#10の先端を挿入する。右：5̲遠心歯間部の歯間乳頭部分に#10を挿入する様子。3D認識できるスリーステップ秋山メソッドペリオビューの重要性が感じられると思う

くに#10の先端の背中側を使用するのが原則である。例外的な処置も存在するが、原則として先端の背中側を使用する（図5、6）。

超音波スケーラーのパワーモードの選択

マイクロメインテナンス時の超音波スケーラーのパワーも重要である。筆者はいまでも、施術の際のパワー設定を慎重にチェックしている。スプラソンのパワーモードは、「ペリオモード」「エンドモード」「スケーリングモード」に分かれる。ペリオモードが最も弱く、スケーリングモードが最も強い。マイクロメインテナンス時のパワーモードは、「ペリオモードの7メモリ」を使用する。

なお、#10は長期に使用すると先端が短くなってくる。そうすると、同じパワー設定でも機能が弱くなる。そこで、#10の機能が落ちる前に、新しいチップに交換すべきであり、その点も定期的に配慮すべきである。

Chapter 5 - 2

スプラソンチップ #10の使用方法

　マイクロメインテナンスの際は、ペリオモードの7メモリに設定し、原則 #10先端の背中側を歯肉溝内に入れる。超音波を効かせながら、一筆書きになるように歯肉溝内の浮遊性プラークを、機械的に外部に排除し破壊する。このとき、炎症がなければまったく出血しない。

　前述した生物学的幅径の歯肉溝・上皮性付着・線維性付着の3層構造のうち、#10を入れてよいのは歯肉溝までである。それ以上深く入れると歯周組織を損傷し、鋭い痛みや出血が発生する。絶対に歯肉溝内に #10を留めて操作しなければならない（図7）。

　図8で見てわかるように、スリーステップ秋山メソッドペリオビューは歯肉縁下プラークを確認できる。ここで注意が必要なのは、すべての歯肉溝内に浮遊性プラークが存在するわけではない点である。とくにプラークコントロールが良好な患者には、歯肉縁下プラークが存在しないことがほとんどである。なお、これらは歯周ポケットが浅い場合の話であり、歯周ポケットが深い場合は、歯肉縁下プラークの破壊・除去の難易度は上がる。

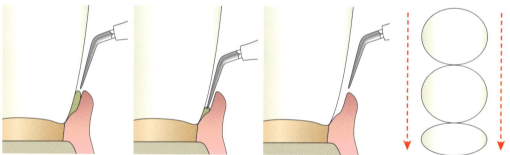

図❼　#10にて歯肉縁下プラークを破壊、排除するイメージ。#10を一筆書きのように、内部のバイオフィルムを外に出すように動かす。このとき、歯根面には軽い力で触れる。強い力で歯根面を触ってはならない。触れる感覚を養うトレーニングとしては、歯冠部についた歯肉縁上プラークを、#10の先端の背中側で機械的に除去するとよい

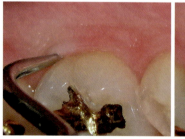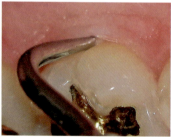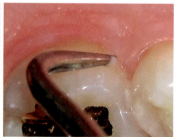

図❽　6̅舌側部の歯肉溝内に #10を挿入し、わざと超音波を使用しない状況で遠心から近心に #10を動かすことで、歯肉溝内のバイオフィルムを外に出すことができた

超音波スケーラーの操作時には、重要なコツが存在する。歯肉縁下プラークの破壊・除去において、超音波の役割は50%である。残り50%は #10先端の背中側を利用した機械的な操作である。このニュアンスが非常に重要であり、破壊・除去を超音波に頼ると、容易にマイクロクラックが入ってしまい、機械的な操作に頼ると歯根面に傷をつけ、長期的に致命傷を与えることになる。#10の先端は、軽く歯根面に触れるのみで使用する。

歯肉縁下プラークを完全に排除することは困難なのである。超音波を使用した状況で図8のように動かすことで、歯肉縁下プラークは破壊される。

KEY Point

1 超音波スケーラー・スプラソンをペリオモードの7メモリに設定し、チップは #10を使用する。#10の先端の背中側を歯肉溝内に入れる

2 #10に超音波を効かせながら一筆書きになるように歯肉内の浮遊性プラークを機械的に外部に排除し、破壊する

3 #10を入れてよいのは歯肉溝までである。絶対に歯肉溝内に #10を留めて操作しなければならない

4 歯根面に触れる際は必ず軽い力で触れる。強い力で歯根面に触れてはならない

5 バイオフィルムの破壊・除去において超音波の役割は50%である。残り50%は #10先端の背中側を利用した機械的な操作である

6 歯肉縁下プラークを完全に排除することは困難である。本項で示したように超音波スケーラーを使用することで、歯肉縁下プラークは破壊される

7 本項で解説した歯肉縁下プラークの破壊・除去のテクニックを「The Micro Biofilm Control Technique Akiyama Method」と呼ぶ

コンタクト付近の歯肉縁下プラークの破壊・除去方法

　マイクロメインテナンスにおいて、コンタクト付近の歯肉縁下プラーク（歯周ポケット内バイオフィルム）の破壊・除去は、スプラソンチップ#10（白水貿易／以下、#10）では太すぎて難しい。そこで、ある程度#10で歯肉縁下プラークを破壊・除去し、最終的には粘膜消毒用濃度のオキシドールに湿らせたスーパーフロスにより破壊・除去する。歯間乳頭部の近心側・遠心側歯肉溝内に、スーパーフロスを歯面のカーブに沿って入れて、横方向に動かし、バイオフィルムを破壊・除去する。スーパーフロスは上に抜かず、必ず横から抜く（図1～3）。

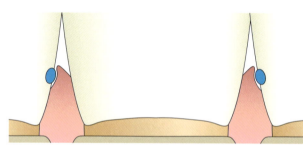

図❶　コンタクト付近の歯肉縁下プラークは、最終的には粘膜消毒用濃度のオキシドールに湿らせたスーパーフロスで破壊・除去する。歯間乳頭部の近心側・遠心側歯肉溝内に、スーパーフロスを歯面のカーブに沿って入れて、横方向に動かし、バイオフィルムを破壊・除去する

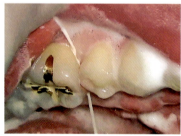 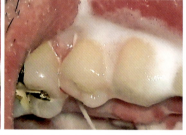

図❷　スーパーフロスによる歯肉縁下プラーク除去の一例。図1の手順に沿ってバイオフィルムを破壊・除去する。極端に強いコンタクトや破折があると、スーパーフロスが引っかかるので、その場合無理してスーパーフロスを使用せずに、普通のフロスを使用する

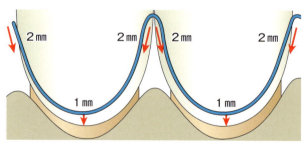

図❸　健康な状態の歯の場合、歯頸部の歯肉溝が1mmだとしても、コンタクト直下では2mm存在する。そのことを踏まえて、粘膜消毒用濃度のオキシドールに湿らせたスーパーフロスを、歯間乳頭の近心側・遠心側歯肉溝内に入れ、頰舌的、唇舌的、頰口蓋的、唇口蓋的に動かしてバイオフィルムの破壊・除去を行う

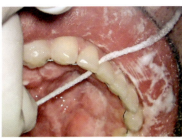
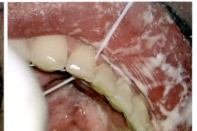
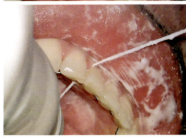

図❹ 矯正治療後のリンガルフィクスが口腔内にある場合、歯間部に粘膜消毒用濃度のオキシドールを湿らせたスーパーフロスを、それぞれの歯肉溝内に入れて横に抜くことで、コンタクト付近の歯肉縁下プラークを破壊・除去する

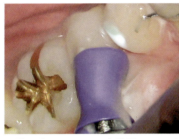
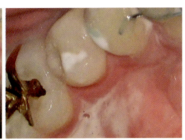

図❺ 左：ペーストを使用し、ラウンドラバーカップを変形させて歯頸部にラバーカップの端を入れている。右：歯面清掃後

リンガルフィクスなどの装置が口腔内にある場合

　リンガルフィクスなどの装置が口腔内にある場合、コンタクト付近の歯肉縁下プラークの破壊・除去は、#10では難しい。ある程度#10でバイオフィルムを破壊・除去後に、粘膜消毒用濃度のオキシドールに湿らせたスーパーフロスを使用して破壊・除去する。その際、スーパーフロスは必ず横に抜くこと（図4）。

ラウンドラバーカップを応用し歯肉縁下プラークを破壊・除去

　ラウンドラバーカップを応用した歯肉縁下プラークの破壊・除去の様子を図5に示す。ラウンドラバーカップを終了時に歯面がまったく損傷していないことがわかる。
　本施術を行うには、スリーステップ秋山メソッドのハイパフォーマンスポジショニングが必須である。図5を見てもわかるが、完璧なスリーステップ秋山メソッドペリオビューのポジショニングであり、このような理想的なポジショニングをとることによって、安全に施術が行える。

生物学的幅径の微細毛細血管

　本章冒頭で生物的学幅径について解説したが、本項では生物的学幅径の微細毛細血管の構造について、簡単に解説する。図1は歯肉溝の微細毛細血管の構造を示したものである。微細毛細血管は図で示すとおりループ状の構造をしている。

　この微細毛細血管で何がわかるというのか。答えは簡単である。マイクロメインテナンスにおいて、歯周組織の健康状態を診断する必要があり、歯肉の表面からこのループ状の微細毛細血管を確認することができる。この部分を観察すると、ループ状の微細毛細血管があまり存在しない歯肉がある。この場合、歯周組織が健康ではないと診断できる。こうした歯肉は年齢に関係なく存在する。

　これらの分類を、筆者は「秋山のバイオタイプ」(The Akiyama's Bio Type) と呼んでいる。本書で解説している、世界の歴史を変えるかもしれないマイクロメインテナンスにおいて、「秋山のバイオタイプ」は絶対に理解すべき理論であるので、引き続き、解説していく。

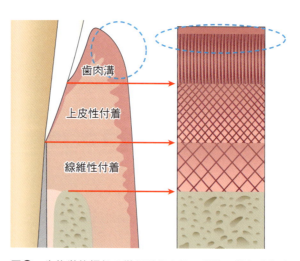

図❶　生物学的幅径の微細毛細血管の構造。微細毛細血管の歯肉表面は、青い点線の円のなかのような構造で、ループ状になっている。線維性付着の歯肉の微細毛細血管は、シャーピー線維が内部にあるので、空洞である

Chapter 5 ... 5

秋山のバイオタイプ

　2007年に発表した（図1）秋山のバイオタイプは、マイクロメインテナンスにおいて最も大切な概念であり、歯周組織の診断という意味において非常に重要である。
　バイオタイプといえば「メイナードの分類」が有名だが、感覚的な分類であり外見上の具体的な指標が存在していない。一方秋山のバイオタイプは、メイナードのバイオタイプとは異なる分類であり、筆者の臨床にとって重要で根幹をなすものである。肉眼やルーペを使用してメインテナンスに従事している歯科衛生士は、歯肉の微細毛細血管を鮮明に見ることが難しいのでわかりにくいかもしれないが、ぜひ理解してほしい。
　なお、本項の内容は拙著『The Microscopic Periodontology Principal』（※完売）にも詳しく解説されている。

微細形態学より歯肉の微細毛細血管の大きな差を発見

　生物学的幅径の Micromorphology（微細形態学）を研究したのが、秋山のバイオタイプである。われわれは、生物学的幅径の微細形態学を理解しているようで、実はあまり理解していない。
　生物学的幅径について現在解明されている情報では、真の意味で生物学的幅径を理解したとはいえないと考えている。秋山のバイオタイプは、微細毛細血管の数に着目し、生物的幅径の微細毛細血管の解剖学的な構造の質を分類したものである。
　本来、生物学的幅径は線維性付着・上皮性付着・歯肉溝の3種類の構造になっており、それぞれ微細毛細血管の構造は異なる。筆者が注目したのは、上皮の最外層に位置する微細毛細血管の形態である。上皮の最外層の微細毛細血管はループ状になっている。この毛細血管の形状は皮膚も同じで、上皮の代謝を司る毛細血管である。付着歯肉のある生物学的幅径表面の角化歯肉を顕微鏡で拡大して観察すると、この毛細血管のループの頂点がドットとして見える（観察するとき、歯肉の表面が濡れていると

【論文】
秋山勝彦：歯科用顕微鏡を活用した新しい歯周外科治療. 日本歯科評論, 67（6-8）, 2007.

図❶　秋山のバイオタイプに関する論文

ドットがよく観察できる）。常識で考えると、付着歯肉が存在している場合、生物学的幅径はすべて同じと考えられていたが、顕微鏡で拡大して観察すると、付着歯肉のある生物学的幅径表面の角化歯肉のループ状の血管のドットは、すべて同じではないことに気がついたのである。

秋山のバイオタイプ

　20歳前後のメインテンス患者の角化歯肉を観察した際、生物学的幅径の角化歯肉のなかで、ドットがほとんど存在しない歯肉がかなり存在することがわかった。そこで、ドットがほとんど存在しない生物学的幅径の経過を長期に観察してみた。その結果、その多くで継時的に歯肉退縮していくことが観察された。

　そしてさらにリサーチを進めた結果、毛細血管のループを利用した生物学的幅径の角化歯肉のバイオタイプは、3種類あることがわかった。大別すると「秋山のバイオタイプ1：毛細血管のドットが密に存在している；**図2**」「秋山のバイオタイプ2：毛細血管のドットは見えるがきれいには見えない（タイプ1と3の中間の角化歯肉）」「秋山のバイオタイプ3：毛細血管のドットがほとんど存在していない；**図3**」の3種類である。

　秋山のバイオタイプは顕微鏡を応用し、拡大視野下で観察する分類であることを理解してほしい。また、秋山のバイオタイプは付着歯肉が存在している歯周組織の分類であり、基本的に角化歯肉が存在する頬・唇・舌側の歯肉の分類である（**表1**）。

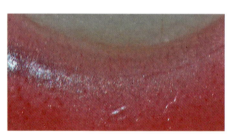

図❷　秋山のバイオタイプ1。イチゴのようなループ状の微細毛細血管の頭が赤いドットのように見える

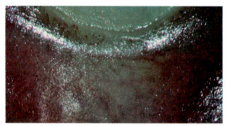

図❸　秋山のバイオタイプ3。20歳前後のメインテンス患者の角化歯肉である。生物学的幅径の角化歯肉にドットがほとんど存在しない

表❶　3種類の秋山のバイオタイプ

秋山のバイオタイプ1	秋山のバイオタイプ2	秋山のバイオタイプ3
微細毛細血管のループは上からみるときれいなドットとして見える歯肉	微細毛細血管のループは上から見るとループのドットは見えるが、きれいなドットには見えない歯肉	わずかにドットが見えているが、形態の異なる微細毛細血管の走行が見られる歯肉

KEY Point

1 バイオタイプといえばメイナードの分類が有名だが、感覚的な分類であり外見上の具体的な指標が存在していない

2 秋山のバイオタイプは、微細毛細血管の数に着目し、生物学的幅径の微細毛細血管の解剖学的な構造の質を分類したもの

3 表面の角化歯肉を顕微鏡で拡大して観察すると、毛細血管のループの頂点がドットとして見える。常識で考えると、付着歯肉が存在している場合、生物学的幅径はすべて同じと考えられていたが、顕微鏡で拡大して観察すると、生物学的幅径表面の角化歯肉のループ状の血管のドットがすべて同じではないことに気がついた（微細形態学より歯肉の微細毛細血管の大きな差を発見）

4 秋山のバイオタイプは2007年ごろに完成した理論であり、マイクロメインテナンスにおいて非常に重要な概念である

Chapter 5 — 6

秋山のバイオタイプのリサーチ

秋山のバイオタイプ3の経時的変化前向きリサーチ

　図1はメインテナンスに通っている20歳、女性の 3|歯頸部である。歯周ポケットは浅く、付着歯肉が十分ある。同部歯肉を経年的に約7年間観察した。本リサーチについて十分説明を行い、コンセンサスは得られている。

　物理的に何かしたのではなく、メインテナンス時に撮影しただけのリサーチである。同部に毛細血管のループのドットはほとんど存在しない。形態の異なる微細毛細血管の走行が見られる歯肉である。この毛細血管は特徴的なので歯肉の変化が正確にわかる。患者の年齢は20歳で、角化歯肉が存在している歯肉の状態で、秋山のバイオタイプ3と診断した。患者は自身の歯に興味をもっており、リサーチに非常に協力的であった。

　約7年間のリサーチをとおして、秋山のバイオタイプ3の歯肉は、角化歯肉が存在していて健康そうに見えても、経時的に観察すると徐々に歯肉退縮する可能性が高いことが示唆された（図2）。

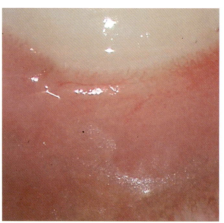

図❶　20歳、女性。リサーチ開始時の 3|歯頸部。歯周ポケットは浅く、付着歯肉が十分ある。秋山のバイオタイプ3

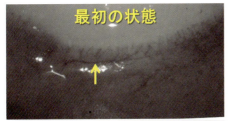
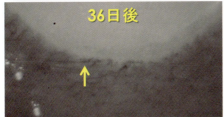
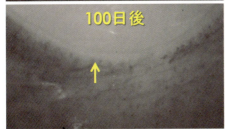
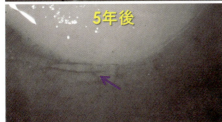
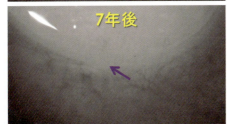

図❷　秋山のバイオタイプ3（3｜）の経時的変化前向きリサーチ経過。黄色・青の矢印は同じ毛細血管である。36日後に毛細血管が破壊されて、歯肉が退縮した。100日後には完全に歯肉が退縮しているが、毛細血管の状態は落ち着いているように見える。

100日後にいったん歯肉退縮が落ち着いたように見えたが、5年後の状態を観察すると、その進行が止まっていないことがわかる。7年後には特徴的な微細な毛細血管はすべて消失した。顕微鏡で観察すると、この退縮は止まる感じではなく、周囲の毛細血管は萎縮しているように見える

秋山のバイオタイプ3がマイクロサージェリーにより秋山のバイオタイプ1に改善された後の経時的変化前向きリサーチ

　患者は20歳、女性。喫煙者。主訴は｜3が痛くて磨けない、3｜は問題ないのでいじりたくないであった（図3）。初診時の3｜3は秋山のバイオタイプ3である。偶然3｜のみ The Kangaroo Technique（筆者のオリジナルテクニック）で手術を行う機会を得たので、その経過をメインテナンス時に観察したいと患者が望んだ。そこで、マイクロメインテナンス時に左右の歯肉の状態の経過を観察した（図4、5）。｜3は手術後秋山のバイオタイプ1となり、11年後の状態は良好であった。一方、3｜は大きく歯肉退縮した（図6）。秋山のバイオタイプは、それぞれのバイオタイプにより歯周組織の予後を予想できる可能性の高い分類であることが示唆された。

Chapter 5—6

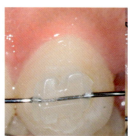

図❸ 20歳、女性。3|3初診時の状態。患者は他院で矯正治療を行っている

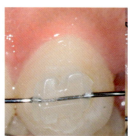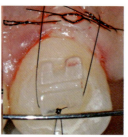 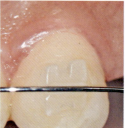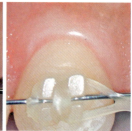

図❹ 左：|3手術前、右：|3手術直後。手術前は秋山のバイオタイプ3

図❺ 左：|3手術前、右：|3手術後。手術後は秋山のバイオタイプ1

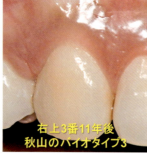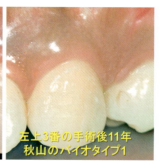

図❻ 左：|3の11年後。|3は手術を行っておらず、咬耗している。大きく歯肉退縮していて歯肉を見る限りその現象は進行形であることが予想される。右：|3手術後11年後の状態。歯肉は非常に安定している

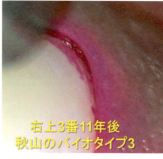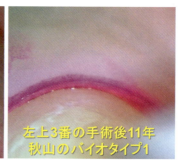

図❼ 染め出し時の様子。左：|3の11年後（秋山のバイオタイプ3）。右：|3手術後11年（秋山のバイオタイプ1）。秋山のバイオタイプ1に対して、秋山のバイトタイプ3は歯肉溝内にプラークが侵入しやすく、歯肉の防御機構に問題が生じる可能性があることが示唆された。

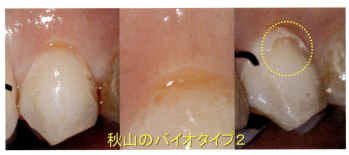

図❽ 依頼され、抜歯矯正のために小臼歯の抜歯を行った。|4 の抜歯矯正。角化歯肉は十分存在しているが、秋山のバイオタイプ2である。抜歯時に抜歯鉗子が滑らないように頬側にステップを付けてある

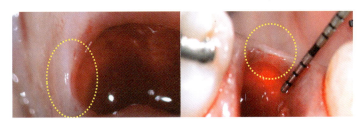

図❾ 顕微鏡下で抜歯する歯の周囲組織を傷つけないように配慮した。抜歯後の歯肉の状態を内側から見ると、あきらかに萎縮した状態であった。生物学的幅径は3mmであった

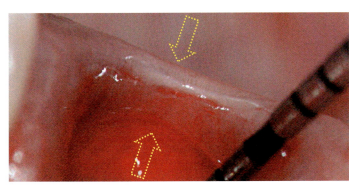

図❿ 秋山のバイオタイプ2の部分の生物学的幅径が、あきらかに細くなっていることが、顕微鏡による内側からの観察でわかった

秋山のバイオタイプ3と秋山のバイオタイプ1の歯肉縁下プラーク

|3 の手術を行った患者が数年ぶりに来院した。患者のプラークコントロールが悪く、3| に歯肉縁下プラークが認められたため患者にインフォームした。患者はその証拠が見たいと強く主張したので、同意をとったうえで、ブラッシング指導時に歯肉溝内を染め出して撮影し、詳しく説明した（**図7**）。

この動画の撮影により、驚くべきことが示唆された。3|歯肉縁下プラークのラインの歯根側がはっきり染め出されたのである。患者は動画を見て筆者の解説が正しいことを理解し、プラークコントロールについて同意した。|3 には歯肉縁下プラークは染め出されなかった。

秋山のバイオタイプ2
抜歯矯正時に抜歯直後内部より観察

図8～10は、|4 の抜歯直後、秋山のバイオタイプ2の生物学的幅径を内部より観察したものである。秋山のバイオタイプ2の歯肉は一部が萎縮しており、歯肉の防御機構が完全ではない可能性が示唆された。

The Akiyama Hypothesis Simple Cause of Periodontal Disease（歯周病の単純な原因秋山仮説）

　歯周病は遺伝的要因やプラークコントロールが影響する疾患であるが、もっと単純に考えてみる。歯周病の感染経路は歯肉溝内からの感染である。歯周病は歯肉溝内にプラーク（バイオフィルム）ができ、それによる宿主の反応で罹患するならば、歯周病の原因は細菌の歯肉溝内への侵入ということになる。防御機構の最前線である生物学的幅径は、細菌から歯を守るべき組織だとする。生物学的幅径には歯肉溝内に細菌を侵入させない機能があるはずであり、歯周病の単純な原因は歯肉溝内に細菌が侵入することである。

　付着歯肉が存在することと、歯周病の罹患に関する議論は以前から行われてきた。簡単にいえば、角化歯肉が存在している一見健康そうに見える歯肉の生物学的幅径は、歯肉溝内に細菌を侵入させない機能に大きな差がある。いままでこのような単純な考え方はなされてこなかった。世界で初めての仮説といえる。遺伝的要因があっても、歯肉溝内に細菌が侵入できない生物学的幅径機能がある。その機能が正常ならば歯周病の罹患率は下がり、ある意味で究極の歯周病予防といえる。

　秋山のバイタイプの診断により、歯肉溝内に細菌が入りやすい歯と、入りにくい歯が診断できる。歯肉溝内に細菌が入りやすい場合、ペリオドンタルマイクロサージェリーにより歯肉溝内に細菌が入りにくく改善できる。秋山のバイオタイプの概念と秋山のバイオタイプ改善のマイクロサージェリーは、究極の歯周病の予防といえる。

　生物学的幅径に問題があり、それにより歯周病や歯肉退縮が起きる場合がある。生物学的幅径の問題は、秋山のバイオタイプで診断できる。その治療はペリオドンタルマイクロサージェリーで改善できる。このことを、「歯周病の単純な原因秋山仮説」（The Akiyama Hypothesis Simple Cause of Periodontal Disease）と呼んでいる。一連の技術、知識は、究極の歯周病予防ではないかと自負している。

The Akiyama Hypothesis Simple Cause of Periodontal Disease
歯周病の単純な原因秋山仮説

　プラーク、バイオフィルム、歯石、遺伝的要因、全身的な要因などさまざまなことが歯周病の原因といわれているが、単純に歯肉溝内に細菌が入りやすい歯肉が歯周病に罹患しやすく、細菌が入りにくい歯肉が歯周病に罹患し難いという仮説。
　この仮説の利点は、歯肉溝内に細菌が入りやすい歯肉を診断できることである。また、細菌が歯肉溝内に入りやすい歯肉はマイクロサージェリーにより細菌が入りにくい歯肉に改善できる。これは理想的な歯周病の予防方法である。

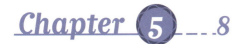

秋山のバイオタイプ別歯肉溝内へのプラークの侵入率

　2007年に発表した論文（Chapter5-5参照）を発表した、秋山のバイオタイプ別歯肉溝内へのプラークの侵入率について紹介する。歯肉に炎症症状がない2mm以内の歯周ポケットにおいて、秋山のバイオタイプ別に頬側の歯肉溝内にプラークが侵入しているかどうか調べたものである。秋山のバイオタイプと歯肉溝内のプラークの侵入状況に相関性があるか考察した（**表1、2**）。

　その結果、秋山のバイオタイプと歯肉溝内に細菌が侵入する確率に相関関係があることが示唆された。加えて、生物学的幅径の質を秋山のバイオタイプで診断できる可能性が示唆された。個人的なリサーチであり、エビデンスレベルが低いことは十分理解しているが、健康な生物学的幅径が歯肉溝内に細菌の侵入を防ぐならば、歯周病に罹患しにくいと考えられる。

表❶　秋山のバイオタイプ別歯肉溝内へのプラークの侵入率に関する調査。21〜48歳の女性4名の唇・頬側歯肉を秋山のバイオタイプで分類し、歯肉溝内へのプラークの侵入状況を調査

	合計	プラークフリー	プラーク侵入
秋山のバイオタイプ1	53	43	10
秋山のバイオタイプ2	39	12	27
秋山のバイオタイプ3	7	2	5

表❷　秋山のバイオタイプ別歯肉溝内へのプラークの侵入率

秋山のバイオタイプ1	18.87％
秋山のバイオタイプ2	69.23％
秋山のバイオタイプ3	71.43％

秋山のバイオタイプの割合

　17〜35歳の女性8名を対象に、付着歯肉の存在する歯肉の毛細血管のドットを観察し、秋山のバイオタイプの分布についてリサーチした。なお、個人的なリサーチでありエビデンスレベルは低い。通常、秋山のバイオタイプ2・3は唇・頬・舌側に見られる。口蓋・近遠心側は秋山のバイオタイプ1である（**図1**）。

　秋山のバイオタイプ2・3は、少ない結果となった。ただし1本の歯として考えた場合、1ヵ所でも秋山のバイオタイプ2・3が存在していれば秋山のバイオタイプ2・3と診断するので、この結果に8倍した数値が実際に近いパーセンテージかもしれない［（3.08+0.68）×8=30.08)］。すなわち、実際には、約30％の歯が秋山のバイオタイプ2・3であると筆者は捉えている。

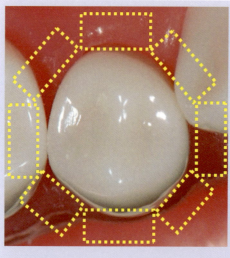

計測方法は、1本の歯の歯頸部歯肉を8分割して、それぞれの歯肉の秋山のバイオタイプを調べ分布を計算した。ただし注意が必要なのは、秋山のバイオタイプ2・3が存在するのは上顎頬唇側・下顎頬唇舌側であるので、パーセンテージは低く出ることである

対象：17〜35歳の女性（8名）
歯数203本
検査面203×8=1,624面

秋山のバイオタイプ1	1,563	96.24%
秋山のバイオタイプ2	50	3.08%
秋山のバイオタイプ3	11	0.68%

図❶　秋山のバイオタイプの割合に関するリサーチ

Chapter 5 — 10

秋山のバイオタイプによる
マイクロメインテナンス予後

　長期にマイクロメインテナンスを行っていると、その予後と秋山のバイオタイプが大きく関係することがわかる。現在では、秋山のバイオタイプ2・3をできるかぎり秋山のバイオタイプ1に改善したうえでマイクロメインテナンスを行うことにしている。筆者に秋山のバイオタイプとマイクロメインテナンス予後について教えてくれたケースを紹介する（図1）。

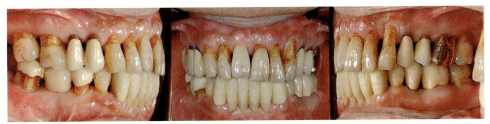

a：ケース1。初診から13年後（69歳）のメインテナンス患者（秋山のバイオタイプ2・3）

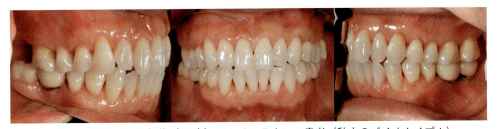

b：ケース2。初診から10年後（69歳）のメインテナンス患者（秋山のバイオタイプ1）
図❶　予後が異なる2ケース。aは大きく歯肉が退縮しているのに対して、bは69歳とは思えないきれいな歯肉の状態である。メインテンス時のポケットデプスは、aはときどき3mm以上になるが、bではほとんど1mm以内をキープしている。両者のプラークコントロールに差はない。プラークコントロールの問題ではなく、秋山のバイオタイプの違いが決定的な要因になっていると考える

外的刺激に対する抵抗性

　当院に勤務する歯科衛生士が音波電動歯ブラシを購入したのだが、この商品の安全性に不安があるので使用後の状態を診てほしいと言われ、快く申し出に応じた。観察対象は、秋山のバイオタイプ3となっているその歯科衛生士の歯肉である。いきなり音波電動歯ブラシを長時間使用するのは危険と判断し、15秒間だけ歯面清掃をしてもらった。この操作を1日1回15秒間、3日間行った。

　結果は図1〜3のとおりである。使用後3日間であまりにも悲惨な状況になったため、買ったばかりでもったいないが、その音波電動歯ブラシの使用の中止を歯科衛生士に進言した。

　世間一般の歯科衛生士が行うメインテナンス時にも、同様のことが起きている可能性があると考える。

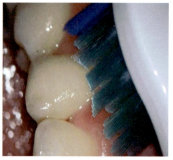

図❶　1日1回15秒間、秋山のバイオタイプ3の部分に音波ブラシを当てた

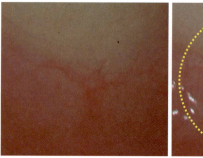

図❷　左：音波ブラシ使用の直前、右：15秒間音波ブラシを当てた直後（歯肉にブラシを意図的に当てていない）。歯肉が少し退縮したように見える

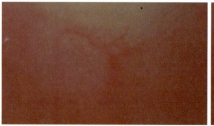

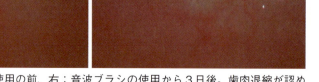

図❸　左：音波ブラシ使用の前、右：音波ブラシの使用から3日後。歯肉退縮が認められる

Chapter 5-12

秋山のバイオタイプ1でも歯肉縁下プラークが存在する部位

　Chapter5-8にて、秋山のバイオタイプ別に歯肉溝内へのプラークの侵入率を検証した。秋山のバイオタイプ1の侵入率は18.87％としたが、具体的にどのような部位に侵入していたのかを検証する。これは2007年時のリサーチだが、現在でも筆者の考えは変わっていない。

　結論として、秋山のバイオタイプ1の歯肉におけるプラークの侵入部位のほとんどは、大臼歯のエナメルプロジェクション付近であった。図1のように、エナメルプロジェクション付近のプラークが染め出された。エナメルプロジェクションは、歯周病のリスクになる可能性が高いことが示唆される結果となった。

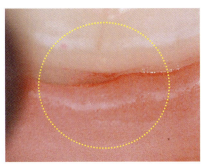

図❶　秋山のバイオタイプ1に染め出しを行った結果。エナメルプロジェクション付近のプラークが染め出された

KEY Point

1. 秋山のバイオタイプ2・3は歯肉縁下プラークができやすく、防御機構が弱い。秋山のバイオタイプと細菌が侵入する確率に相関関係があることが示唆された。秋山のバイオタイプは生物学的幅径の機能を診断できる可能性があることが示唆された

2. 秋山のバイオタイプによりマイクロメインテナンスの長期的な予後を予想できることが示唆された

3. 秋山のバイオタイプ1の歯肉において、プラークの侵入部位のほとんどは大臼歯のエナメルプロジェクション付近であった

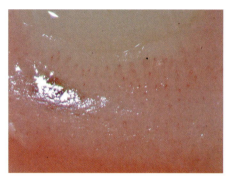
▲秋山のバイオタイプ1

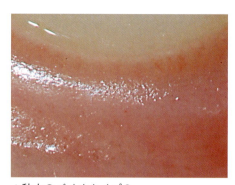
▲秋山のバイオタイプ2

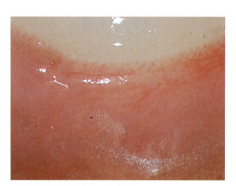
▲秋山のバイオタイプ3

【エアーフローとアクリル板のリサーチ】

本章で述べてきたとおり、歯科衛生士が行うメインテナンスの掟は「絶対に歯に損傷を与えてはならない」である。

そのことを踏まえて、歯科衛生士による歯面清掃にてよく使用されるエアフローについてリサーチを行った（協力：畑 伸二郎先生［愛知県開業］）。

エアーフローをアクリル板に使用したリサーチで、機器の最も弱いパワーでアクリル板に噴射した様子が下部の図である。あきらかにアクリル板が痛んだのがわかるだろう。こうした施術を患者の歯面に行うのは、果たして正しいのだろうか。答えはもう出ていると筆者は考える。

繰り返すが、歯科衛生士が行うメインテナンスの掟は「絶対に歯に損傷を与えてはならない」である。

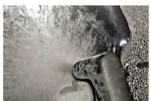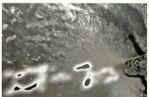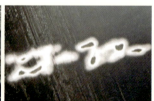
▲エアーフローをアクリル板に使用した結果

Mini Column

Chapter
6

マイクロメインテナンス
秋山メソッド
天然歯の歯肉縁上

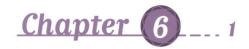

歯冠部プラークの破壊・除去の際に守るべきルール「The Micro Biofilm Control Technique Akiyama Method」

ポジショニング

　歯肉縁上プラーク（バイオフィルム）の破壊・除去時のポジショニングは、基本的にペリオビューから通常のスリーステップ秋山メソッド応用に戻すのが理想的である。ただし、戻さなくても十分マイクロメインテナンスを行うことができると考える。

　大切なのは、全体的な構造物を3Dで認識できるようなポジショニングをとることである。スリーステップ秋山メソッドにおける「ハイパフォーマンス的ポジショニング」でなければ、短時間でハイクオリティーなマイクロメインテナンスを行うことはできない。

　本章で解説する歯肉縁上プラーク・バイオフィルムの破壊・除去のテクニックを、「The Micro Biofilm Control Technique Akiyama Method」と呼んでいる。

基本ルール

　バイオフィルムの破壊・除去には基本的に守らなければならないルールは、以下のとおりである。

- 研磨剤入りペーストは禁忌
- バイオフィルムの構造上、抗菌的な薬剤は使用しない
- ラウンドラバーカップ・テーパードラバーカップ・低パワー超音波スケーラー・スーパーフロスを使用する
- 基本的に手用スケーラーは使用しない
- 再石灰化のためフッ化物が入ったペーストを使用する
- インプラントにはフッ化物が入っていないペーストを使用する

　なお、マイクロメインテナンス時に使用する理想的なペーストは存在しない。現在のところ、筆者の考え（「絶対に歯に損傷を与えてはならない」）を基本にしたメインテナンス用ペーストは開発されていないのである。ビッグビジネスに繋がり得るアイデアはあるのだが、ここでは控える。

Chapter 6 2

歯面研磨硬化予防テクニック「The Hard Surface Maintenance Technique Akiyama Method」

　ここからは、いままで考えられていない概念の話になる。すべて筆者が開発したテクニックで、すでに30年以上良好な結果を出し続けているイノベーションである。このテクニックを「The Hard Surface Maintenance Technique Akiyama Method」（歯面研磨硬化予防テクニック秋山メソッド／通称「泥団子テクニック」）と呼んでいる。筆者が実践しているマイクロメインテナンスの中枢をなすテクニックである。

マイクロメインテナンスの新しい概念・歯面研磨硬化予防テクニック秋山メソッド

　マイクロメインテナンス時に使用するインスツルメントは、スプラソンチップ#10（以下、#10）を応用したスプラソン（白水貿易）、ラウンドラバーカップ、テーパードラバーカップ、スーパーフロスである。これらのうち、ラバーカップ応用時の考え方が非常に重要である。

　従来のメインテナンスは、「除去」という概念が根底にある。これはエアーフローなどにより効率的に汚れを除去しようとしていることからもわかる。一方、筆者が考えるマイクロメインテナンスの概念、哲学は除去ではなく「硬化」である。ラバーカップ使用時には除去を考えて使用しているが、同時に歯面・歯根表面を泥団子の研磨のごとく「硬化」させている。

　すなわち、歯面研磨硬化予防テクニック秋山メソッドとは、マイクロメインテナンス時にスリーステップ秋山メソッドを応用して歯肉縁上プラークの破壊・除去をする際、同時に歯面を研磨して硬化させるテクニックである。

　これは世界初の概念であり、20年以上にわたってすばらしい成果を上げている。

マイクロメインテナンス時のラバーカップ応用

　歯冠部のプラークの破壊・除去にラバーカップを応用する場合が多いが、このときに歯の表面を研磨するようにラバーカップを数年間使用すると、歯の表面が硬化した感じになる。無研磨のペーストを用いて汚れを取りながら、均等に研磨し、硬化するようにラバーカップをまんべんなく歯面や歯根面に当てる。歯間部はテーパードラバーカップで汚れを排除しながらまんべんなく歯面に当てて研磨する。ラバーカップの回転数は等速コントラの目盛りで5,000回転を使用する（目盛りの最大は40,000回転）。

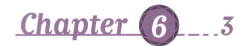

歯冠部プラークの破壊・除去
超音波スケーラーの使用方法

チップの当て方、パワー設定、小窩裂溝の汚れの除去

　使用するチップはスプラソンチップ#10（以下、#10）である。#10の先端の背中側を、歯面に対し平行にして当てる。歯肉縁下プラーク除去時とは異なり、これは絶対的なルールである。この角度を間違えて鋭角に当てると、歯に損傷を与える可能性がある。

　歯肉溝内とは異なり、歯冠部は理想的に#10を当てることができる。図1bのように、#10先端の背中側数mmを歯面に平行にして当てる。これは絶対に守るべきマイクロメインテナンスのルールである。

　超音波スケーラーのパワー設定にも注意が必要である。スプラソン（白水貿易）にはペリオモード・エンドモード・スケーリングモードがあり、マイクロメインテナンス時にはペリオモードの7目盛りに設定する（図2）。

　#10を歯面に当てる圧力はきわめて軽く小さく、細心の注意が必要である。絶対にチップの角度を鋭角にして歯面に当ててはならない。超音波利用が50％、物理的な破壊・除去が50％の感覚で汚れを取る。

　小窩裂溝についたプラークの除去は、チップの先端を使わないとできない。歯石化している小窩裂溝深くにある汚れの除去は難しい。この場合、ラバーカップで可及的に汚れを排除するが、その際、フッ化物を応用することで再石灰化を促す。

歯冠部着色の除去

　歯冠部に付着した着色を除去する際にも、#10を歯面に当てる圧力はきわめて軽く小さく、細心の注意が必要である。絶対にチップの角度を鋭角にして歯面に当ててはならない。超音波利用が60％、物理的な破壊・除去が40％の感覚で施術する（図3）。エナメル質の着色は、マイクロメインテナンスのルールを守れば問題ない。ただし、超音波スケーラーで着色をすべて除去しようとは考えずに、ある程度除去したら、残りはラバーカップを使用する（図4）。

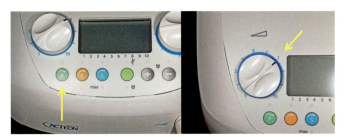

図❶　a：スプラソンチップ#10、b：チップの歯面への当て方。#10先端の背中側数mmを歯面に平行にして当てる

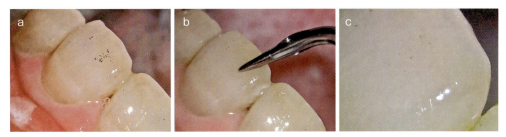

図❷　スプラソン（白水貿易）のパワー設定はペリオモードの7目盛り

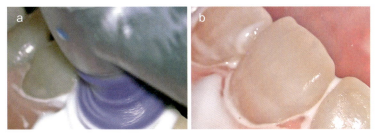

図❸　a：歯冠部着色除去前の状態、b：術中、超音波チップの先端背中側を歯面に平行にして当てる、c：歯冠部着色除去後の状態。エナメル質に損傷を与えていない。残りの点状の着色は、エナメル質のわずかな凹みのなかに存在している

図❹　超音波スケーラーで着色を大まかに除去後、研磨剤が入っていないペーストを使用してラバーカップで残りの着色を除去（a）。すると、bのようにきれいになる。エナメル質は無傷である

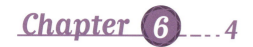

歯冠部プラークの破壊・除去
ラウンドラバーカップの使用方法

ラウンドラバーカップ使用時のコツ

　歯冠表面に付着しているプラークは、最初に超音波スケーラーで大まかに破壊・除去する。その後、ラウンドラバーカップに無研磨のペーストを塗布し、歯面に垂直に押し当てて変形させ、内部にあるクロスの部分を歯面に当てて物理的にプラークの破壊・除去を行う。このとき、変形したラウンドラバーカップを移動させるとその先端が歯肉溝内に入り、側方に動かせば隣接面に端を当てることができる。ラウンドラバーカップで歯面全体をペリクルごと清掃する（図1、2）。

　図3のように咬合面に対しても同様にラウンドラバーカップを変形させて、内部のクロスを当てる。咬頭に対して図3の矢印の方向にラウンドラバーカップを押し当てて変形させ、クロスを歯面に当てる。小窩裂溝に関してはラウンドラバーカップの端を当てて清掃する。

　マイクロメインテナンスにおいて、ラウンドラバーカップは超音波スケーラーのあとを研磨する（研磨剤の使用は禁忌）つもりで応用する。ペーストを使用しないと、摩擦が生じて温度が上がるので注意が必要である。

　ラウンドラバーカップをこのように用いて、歯面研磨硬化予防テクニック秋山メソッド（The Hard Surface Control Technique Akiyama Method）を実践する。

歯冠部着色の除去

　マイクロメインテナンスにおいて、歯に損傷を与えるのは禁忌なので、正直にいえば完全に着色を除去することはできない。ただし、見た目にきれいになった程度には着色を除去することはできる。手順はプラーク除去と同様である。超音波スケーラーを使用後、細かな点状の着色をラウンドラバーカップを応用してきれいにする。このときに無研磨のペーストを使用するが、プラーク除去のときよりも強い圧でラバーカップを歯冠部に押し当てるので、摩擦が生じやすいことに注意する。

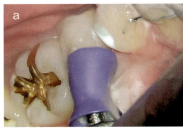
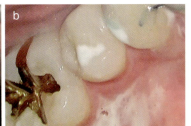
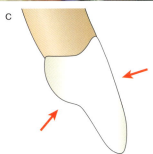

図❶　ラウンドラバーカップに無研磨のペーストを塗布し、歯面に垂直に押し当てて変形させ、内部にあるクロスの部分を歯面に当てて物理的にプラークを破壊・除去。cのように歯面の形状により当てる角度が異なる。スリーディメンジョナルテクニック秋山メソッド・超立体視のポジショニングが大切である

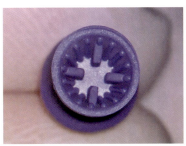

図❷　ラウンドラバーカップの内部のクロス

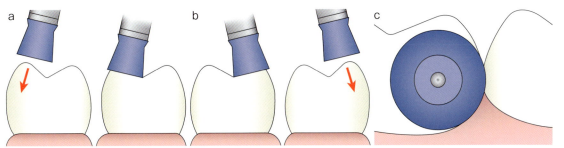

図❸　ラウンドラバーカップの歯冠部への当て方（イメージ）。a、b：咬合面への当て方のイメージ、c：歯面に押し当てて変形させたラウンドラバーカップの端を隣接面に入れることで、隣接面のプラークを破壊できる

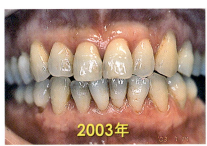
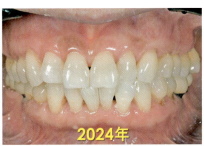

図❹　本項で解説した方法で着色を除去し続け、21年が経過した症例である。非常にきれいな歯面であり、21年間歯面に損傷を与えていない様子がよくわかる。患者は21年間継続して来院してくれた。ちなみに本症例はハーバード大学からアワードをもらったものである

歯間部プラークの破壊・除去
テーパードラバーカップの使用方法

　テーパードラバーカップは、歯間部位において、おもに歯間部の三角の隙間のプラーク・バイオフィルムの破壊・除去を行う。テーパードラバーカップが活躍するのはラウンドラバーカップが入らない隙間である。矯正治療後のリンガルフィクスなどの隙間なども、テーパードラバーカップで清掃する。

　研磨剤が入っていないペーストを使用して、三角の頂点を内部に入れて圧力をかけて清掃する。この際、汚れを除去するのと同時に、歯面を研磨・硬化するつもりで操作する（図1）。

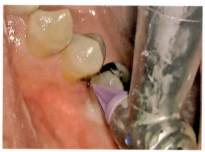 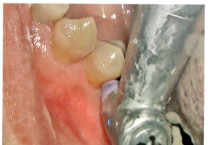

図❶　テーパードラバーカップは、おもに歯間部の隙間のプラーク除去に使用する。研磨剤が入っていないペーストを使用してテーパードラバーカップの頂点を歯間部に入れ、圧力をかけて清掃する

【インスツルメントの使用順序】

　マイクロメインテナンスにおいて、インスツルメントにはそれぞれの役割がある。本章で解説する「超音波スケーラー」「ラウンドラバーカップ」「テーパードラバーカップ」の役割と使用する順番について触れる。

　超音波スケーラーは基本的にバイオフィルムを分解するために用いる。とくに歯面に付着したプラークを分解し、浮かせた状態まで破壊する。

　その後、プラークを歯面・根面から排除するのはラバーカップの役目である。着色の除去についても同じ手順で行う。最初に超音波スケーラーで、次にラバーカップの順番で使用する。この工程を数回繰り返す。

Mini Column

Chapter 6

歯根面プラークの破壊・除去 超音波スケーラーの使用方法

　歯根面プラークの破壊・除去についても、使用するインスツルメントは歯間部のときと同じである。また、超音波スケーラーのパワー設定やチップの当て方についても基本的に同様である。

　なお、歯根面はエナメル質と異なり軟らかいので、すべての汚れを超音波スケーラーで排除しようと考えずに、ある程度のプラークが破壊できたら、残りはラバーカップで除去する。歯根が露出している場合、360°周囲をきれいにするので、歯間部よりも難易度が上がる。歯根面は象牙質なのでフローライドはあまり期待できない（図1）。

歯根面着色の除去

　着色の除去についても、歯間部と同様の手順で問題ない（図2）。マイクロメインテナンスの基本ルールを必ず遵守することが必要である。基本ルールを疎かにすると、根面カリエスの原因になる。

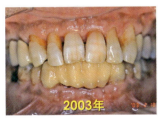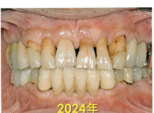

図❶　ヘビースモーカーで重度歯周病の患者。左：歯周病治療後の状態。超ハイリスクの患者であり、この時期から毎月マイクロメインテナンスを行っている。右：21年後の状態。ここで注目してほしいのは、のべ252回のマイクロメインテナンスを受けたにもかかわらず、歯根面が凹んでいないことである

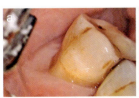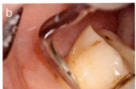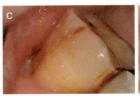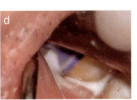

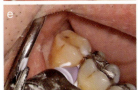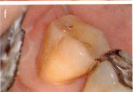

a：歯根部着色除去前の状態
b：基本ルールに則り、超音波チップを使用
c：超音波チップのみ使用後の状態
d：ラバーカップを使用
e：テーパードラバーカップを使用
f：着色除去後、歯面が光っている

図❷　歯根面着色の除去。超音波スケーラーで着色を大まかに除去後、研磨剤が入っていないペーストを使用してラバーカップで除去すると、fのようにきれいになる。歯根面は無傷である

歯根面プラークの破壊・除去
ラウンドラバーカップの使用方法

　歯根面プラークの破壊・除去におけるラウンドラバーカップの使用方法も、歯冠部のときと基本は同じである。歯根面に付着しているプラークは、最初に超音波スケーラーで大まかに破壊・除去する。その後、ラウンドラバーカップに無研磨のペーストを塗布し、歯面に垂直に押し当てて変形させ、内部にあるクロスの部分を歯面に当てて物理的にプラークの破壊・除去を行う。このとき、変形したラウンドラバーカップを移動させるとその先端が歯肉溝内に入り、側方に動かせば隣接面に端を当てることができる。ラウンドラバーカップで歯面全体をペリクルごと清掃する（図1）。

　マイクロメインテナンスにおいて、ラウンドラバーカップは超音波スケーラーのあとを研磨する（研磨剤の使用は禁忌）つもりで応用する。ペーストを使用しないと、摩擦が生じて温度が上がるので注意が必要である。

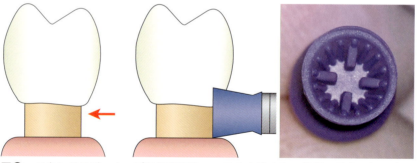

図❶　ラウンドラバーカップに無研磨のペーストを塗布し、歯面に垂直に押し当てて変形させ、内部にあるクロスの部分を歯面に当てて物理的にプラークを破壊・除去。右はラウンドラバーカップの内部のクロスである。歯根面は歯冠部よりプラークの破壊・除去が難しいので、スリーディメンジョナルテクニック秋山メソッド・超立体視のポジショニングがとくに大切である

Chapter 6-8

歯根面プラークの破壊・除去 テーパードラバーカップの使用方法

　テーパードラバーカップは、歯根部においてはおもに歯根部間の隙間や歯根周囲のプラークの破壊・除去に用いられる。テーパードラバーカップが活躍するのは、ラウンドラバーカップが入らない隙間である。歯根面のプラークの破壊・除去には、テーパードラバーカップを多用する。

　研磨剤が入っていないペーストを使用して、テーパードラバーカップの頂点を歯根部間内部に入れ、圧力をかけて清掃する。この際、汚れを除去するのと同時に、歯面を研磨・硬化するつもりで操作する（図1）。

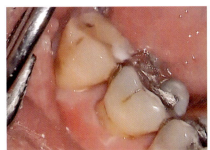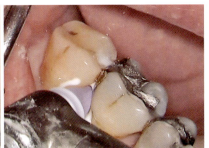

図❶　テーパードラバーカップは、歯根部においてはおもに歯根部間の隙間や歯根周囲のプラークの破壊・除去に用いられる

Mini Column

【ラバーカップの回転数】

　ラウンドラバーカップやテーパードラバーカップの回転数は非常に重要である。30年間ラバーカップを使用してきて、最も効率的で低侵襲な回転数を見つけた。それは、等速コントラのMAX5,000回転である。この回転数を変えることは基本的にはない。ペダルをMAXに踏み込むと5,000回転になるが、そうしたケースはほとんどない。つねに5,000回転以下で使用している。

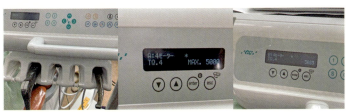

▲等速コントラのMAX5,000回転に設定

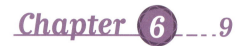

メインテナンスによって知覚過敏症になる理由

　マイクロメインテナンスにおける鉄則は「歯に損傷を与えないこと」なので、歯に損傷を与えるようなメインテナンスは当然禁忌である。クラックや凹みに入った着色は除去できない。もしクラックや凹みに入った着色を除去した場合、新しい歯面・根面が露出してしまう。すると当然、次回来院時に着色は再発してしまう。

　歯根の表面には石灰化度の高い層が存在している。この層を Hopewell-Smith の透明層という（Chapter2-15参照：図1）。この層は硬いのですぐには破壊されないが、新しい歯面・根面を露出させるメインテナンスを繰り返せば、最終的に Hopewell-Smith の透明層は破壊され、象牙細管が開放する。

　筆者が考えるに、上記のようなメインテナンスが行われていることにより知覚過敏が発生しているケースは少なくない。

　つまり、知覚過敏の患者が後を絶たない理由の一つが、メインテナンスにおいて歯科衛生士が新しい歯面・根面を露出させていることに起因すると考えている。すなわち、医原性の知覚過敏があるということである。

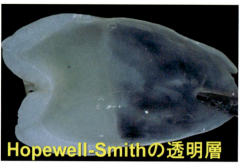

図❶　Hopewell-Smith の透明層

Chapter 6-10

マイクロメインテナンス秋山メソッドを構成する2つのテクニック

　本書のメインテーマであるマイクロメインテナンス秋山メソッド（The Micro Maintenance Technique Akiyama Method）は、本章のなかで解説した歯肉縁上プラーク・バイオフィルムの破壊・除去のテクニック「The Micro Biofilm Control Technique Akiyama Method」と、歯面研磨硬化予防テクニック秋山メソッド「The Hard Surface Maintenance Technique Akiyama Method」の２つにより構成されている。

The Micro Maintenance Technique Akiyama Method

The Micro Biofilm Control Technique Akiyama Method

The Hard Surface Maintenance Technique Akiyama Method

KEY Point

1　スリーステップ秋山メソッドを応用して、プラーク・バイオフィルムの破壊・除去を行うテクニックのことを The Micro Biofilm Control Technique Akiyama Method という

2　マイクロメインテナンス時に歯に損傷を与えずに研磨して硬化させるという考え方を、歯面研磨硬化予防テクニック秋山メソッド「The Hard Surface Maintenance Technique Akiyama Method」（通称・泥団子テクニック）という

3　The Micro Biofilm Control Technique Akiyama Method と The Hard Surface Maintenance Technique Akiyama Method という２つのテクニックを総称して、マイクロメインテナンス秋山メソッド（The Micro Maintenance Technique Akiyama Method）という

Chapter
7

マイクロメインテナンス
秋山メソッド
インプラント編

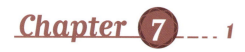

インプラントと天然歯
生物学的幅径の比較

　前章までで述べてきた天然歯の理論が、そのままインプラントの生物学的幅径にも当てはまるのかをいくつかの論文をとおして検証していく。これらの論文における生物学的幅径というのは、接合上皮＋結合組織性付着のことである。ここで紹介している論文はとても古く動物実験なのでエビデンスレベルは高くないが、多くの研究で一貫した結果を得られているため、臨床的に重要な示唆を与えているといえる。まずは天然歯と比較した論文（動物実験）を示す（**図1**）。

【論文】
T Berglundh, et al: The soft tissue barrier at implants and teeth.
Clin Oral Impl Res, 2: 81-90, 1991.

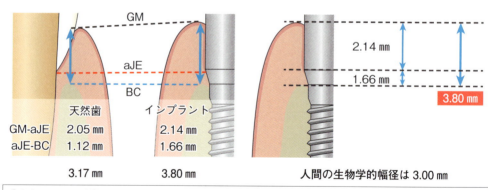

【論文からの考察】
- インプラントの生物学的幅径は存在し、その組織学的な形状は天然歯に似ている
- インプラント周囲の結合組織は歯槽骨頂から歯肉辺縁の方向、すなわちインプラントに平行な方向のコラーゲン線維がほとんどである
- インプラント周囲では結合組織の線維の方向が異なるということと、線維芽細胞が少なく、瘢痕治癒に近い状態の結合組織であることが示唆された
- インプラントに隣接する結合組織線維芽細胞：0.8％
- 天然歯のセメント質に隣接する結合組織線維芽細胞：15.7％
- インプラント周囲のプロービングでは、軟組織が押し下げられやすく、天然歯よりもプローブが深く侵入しやすい
- インプラント周囲の生物学的幅径の幅は3.80mmであり、天然歯の3.17mmよりも0.63mm広い
- 以上より、インプラントは天然歯より防御機能が低いと考えられる

図❶　インプラントと天然歯の生物学的幅径の比較に関する論文（動物実験）。インプラントに生物学的幅径・ティシュインテグレーションが存在している。GMは歯肉縁・aJEは接合上皮境界部・BCは骨頂である

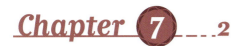

インプラントと天然歯
プロービングの意義

前項より、インプラント周囲では天然歯とは線維の走行が異なるため、プロービングポケットデプスが深くなる傾向があることがわかった。また、インプラント周囲ではプローブをアバットメントの形状に沿って挿入できないため、周囲の組織を傷つけ、BOPが認められる割合が高くなってしまう（**図1**）。

そのため、インプラントのプロービングは考える必要があるだろう。

【論文】
I Ericsson, J Lindhe, et al: Probing depth at implants and teeth. An experimental study in the dog. J Clin Periodontol.20: 623-627, 1993.

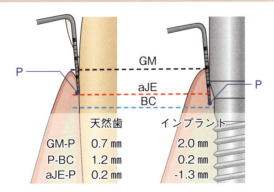

図❶　インプラントと天然歯のプロービングに関する論文（動物実験）（P：プローブの先端部）

異なるインプラントシステムにおける周囲組織の比較

図1論文によると、組織学的観察の結果、3つのインプラントシステムは類似した特徴を有していた。粘膜の厚み（PM-B）は3.11〜3.50mmであり、接合上皮の長さ（PM-aJE）は1.64〜2.35mmであった。これらの結果に関して、3つのインプラントシステムで有意差は認められなかった。インプラント体は骨より立ち上がる形状にバリエーションがあるが、すべてのインプラントシステムにおいて生物学的幅径は存在する。歯肉の高さについては、プラットホームスイッチングしたタイプのインプラントよりもしていないタイプのインプラントのほうが高い。

【論文】
I Abrahamsson, et al: The peri-implant hard and soft tissues at different implant systems. A comparative study in the dog. Clin Oral Implants Res, 7(3): 212-219, . 1996.

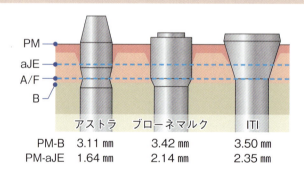

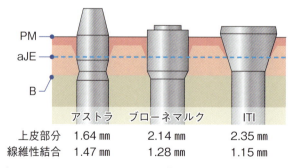

図❶ 3つのインプラントシステムにおける周囲組織の比較に関する論文（動物実験）。インプラント体は骨より立ち上がる形状にバリエーションがあるが、すべてのインプラントシステムにおいて生物学的幅径は存在する

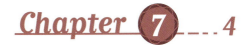

インプラントと埋入時の周囲軟組織との関係

　図1 研究の目的は、粘膜の薄い部位にインプラントを埋入した場合、適切な「生物学的幅径」を獲得するために骨の吸収が起こるという仮説を検証することであった。アバットメント装着の二次手術において、片側（コントロール側）は通常どおり（マニュアルに従って）行われたが、反対側（テスト側）では、部分層弁でフラップが開けられて、内側の軟組織を除去した後に、全層弁でフラップを開けてアバットメントが装着された。

　本論文より考察するに、アバットメント装着後1年間で臨床的に認められる骨喪失は、こういったことに起因するのかもしれない。ひとたびインプラントが口腔環境に暴露された後は、オッセオインテグレーションを保護するために、ある一定の粘膜付着幅が必要とされる可能性が示唆された。

　本論文より推測できることは、インプラント周囲のわずかな骨吸収は、二次手術時にインプラント周囲に十分な軟組織（歯肉）が存在していれば防げる可能性がある。インプラント周囲のわずかな骨吸収が起きないほうがインプラント周囲の歯肉は高く維持できる。インプラント周囲の生物学的幅径の質やその形成過程において、秋山のバイオタイプの概念が関連する可能性が示唆される。

【論文】
T Berglundh, J Lindhel: Dimension of the periimplant mucosa. Biological width revisited. J Clin Periodontol, 23(10): 971-973, 1996.

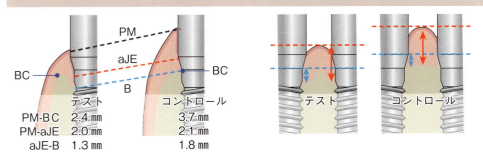

図❶　インプラントと埋入時周囲の軟組織との関係に関する論文（動物実験）。インプラント周囲粘膜の高さ（PM-BC）は、コントロール側で平均3.65mmであり、5頭のうち4頭のテスト側では平均2.4mmであった。一方、残りのテスト側では、コントロール側と同程度の高さ（3.3mm）であった。テスト側は、アバットメント装着時に粘膜が薄い部位（2mm以下）では、創傷治癒はつねに楔状骨欠損を伴っていた

天然歯とインプラントの血管網の違い

　図1研究の目的は、歯肉およびインプラント周囲粘膜における血管の分布を調べることを目的としている。

　図1内の赤い部位が血管叢である。天然歯は3層構造で血管が感染を防御する構造だが、インプラント周囲の結合組織では、歯根膜由来の血管分布が存在しないため、血管叢が粗な結合組織が認められる。この部分は感染に対してアキレス腱となる可能性が高い。

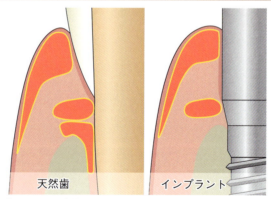

【論文】
T Berglundh, et al: The topography of the vascular systems in the periodontal and peri-implant tissues in the dog. J Clin Periodontol, 21(3):189-193, 1994.

図❶　天然歯とインプラントの血管網の違いに関する論文（動物実験）

KEY Point

1. インプラントに線維性結合はあり、天然歯と同じ生物学的幅径は存在するが、線維の走行や血管叢の分布は異なる

2. インプラントと天然歯の形態計測分析における生物学的幅径の性質は異なり、結合組織の線維芽細胞は極端に少ない

3. 複数の動物実験から、インプラントのほうが天然歯より接合上皮が長く生物学的幅径の幅が広い

4. インプラント周囲では天然歯とは線維の走行が異なり、プロービングポケットデプスが深くなる傾向がある。また、アバットメントの形状の影響等もあり、プロービングを正確に行いにくいため、インプラントのプロービングは再考する必要がある

5. 動物実験から、インプラント体は骨より立ち上がる形状にバリエーションがあるが、すべてのインプラントシステムにおいて生物学的幅径は存在する

6. 動物実験から、インプラント周囲のわずかな骨吸収は二次手術時にインプラント周囲に十分な軟組織（歯肉）が存在していれば防げる可能性がある

7. 動物実験から、インプラント周囲のわずかな骨吸収が起きないほうがインプラント周囲の歯肉は高く維持できる

8. 動物実験から、天然歯とインプラントの血管網の違いがある。天然歯は3層構造で血管が感染を防御する血管叢の構造だが、インプラント周囲の結合組織では、歯根膜由来の血管分布が存在しないため、血管叢が粗な結合組織が認められる

9. 各種論文より、天然歯の理論がそのままインプラントの生物学的幅径にも当てはまることがわかる。つまり、インプラントのマイクロメインテナンスは基本的に天然歯に準ずる

インプラント治療における秋山のバイオタイプの重要性

　天然歯の理論がそのままインプラントの生物学的幅径にも当てはまることが前項までの考察によりわかった。本項では、インプラント治療と秋山のバイオタイプ（Chapter5参照）について紹介する。秋山のバイオタイプがマイクロサージェリーにより改善できることは解説済みである。

　術式や詳細な資料は、今回の症例呈示（図1、2）では提供しない。単純にどちらがマイクロメインテナンスを行いやすいか？　インプラントに秋山のバイオタイプが存在するのか？　を判断してほしい。本能的に、秋山のバイオタイプを意識すべきであると、わかると思う。

　筆者が歯科衛生士として歯周組織を見る時に感じているのは、生物学的幅径の質であり、歯肉縁下バイオフィルムができやすい歯肉の予後を悪いとみている。秋山のバイオタイプは、天然歯のみでなくインプラントでも重要なのである。

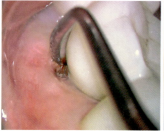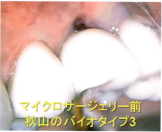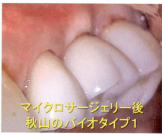

図❶　秋山のバイオタイプ3のインプラント症例。マイクロメインテナンスがやりづらいことがわかると思う。あきらかに炎症が起きやすい状態である。この状態は生物学的幅径の質が悪いことが予想できる。マイクロサージェリーにより、秋山のバイオタオプ1に改善された。秋山のバイオタイプを理解できれば、生物学的幅径の質を診断できる可能性が高い

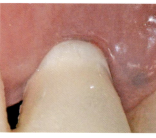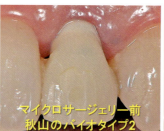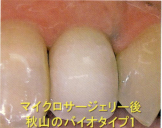

図❷　秋山のバイオタイプ2のインプラント症例。|2二次手術後、急速に歯肉が退縮したとのことで、誰もリカバリーができないので筆者に紹介された。歯科衛生士としてこのインプラントをどう思うだろうか？　秋山のバイオタイプ3に近い2であるが、なんとなく予後が悪い感じがするのではないだろうか？　その後、マイクロサージェリーにより、秋山のバイオタオプ1に改善された

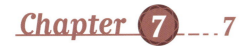

歯肉炎vsインプラント周囲粘膜炎

　図1論文は、参考文献一覧を考慮した手動検索により得られた127題の論文のうち、スクリーニングを行った9題の論文についてレビューしたリサーチである。

　本論文によると、歯肉炎とインプラント周囲粘膜炎は病理学的観点からあきらかな相違は認められなかった。双方の疾病は、どちらもバイオフィルム形成に由来する細菌の侵襲により起こる生体反応である。歯肉炎が歯周炎の前駆症状であるのと同様に、インプラント周囲粘膜炎はインプラント周囲炎の前駆症状である。

【論文】
Niklaus P Lang, et al: Do mucositis lesions around implants differ from gingivitis lesions around teeth?. J Clin Periodontol, 38(11):182-187, 2011.
【内容】
　さまざまな研究の結果、歯肉炎とインプラント周囲粘膜炎は病理学的観点からもあきらかな相違は認められなかった。双方の疾病は、どちらもバイオフィルム形成に由来する細菌の侵襲により起こる生体反応である。歯肉炎が歯周炎の前駆症状であるように、インプラント周囲粘膜炎はインプラント周囲炎の前駆症状であることが論文により証明されている。よって、粘膜炎を早期に処置することはインプラント周囲炎を予防するために大切な処置である。
　インプラント周囲炎を発症すると、歯周ポケットの深さは初期値よりも増加する。6mm以上の歯周ポケットが存在する場合は、インプラント周囲炎の存在を暗示している。

図❶　歯肉炎とインプラント周囲粘膜炎の相違に関する論文

天然歯とインプラント
プラーク形成に対する軟組織の反応

　図1は、初期プラーク形成3週間に対する軟組織の反応に関する研究である。そして、図2は90日間プラークを堆積させた軟組織の反応に関する研究である。天然歯とインプラントの炎症波及の差が出るのかを検証している。

　すると、3週間ではほとんどの天然歯とインプラントで炎症性細胞浸潤の差は認められなかったが、90日間ではインプラントのほうが炎症が進行していた。これは、インプラント周囲では防御機構が天然歯より劣る可能性があることを示唆している。短期では差が出ないが、長期では天然歯とインプラントの炎症の進行に差があることが示唆された。このことを踏まえて、マイクロメインテナンスを行うべきである。

【論文】
T Berglundh, et al: Soft tissue reaction to de novo plaque formation on implants and teeth. An experimental study in the dog. Clin Oral Implants Res, 3(1): 1-8. 1992.

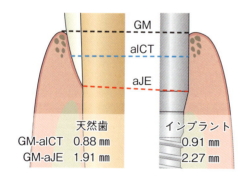

【論文からの考察】
3週間プラークが堆積した結果、インプラントおよび天然歯のすべての組織切片において、浅い歯肉溝で縁下プラークが認められ、軟組織で炎症性細胞浸潤が認められた。プラーク形成の初期における防御機構は、天然歯でもインプラントでも変わらない。もしプラークによる炎症が認められた場合には、できるだけ早期にプラークを除去することが重要である。

図❶　天然歯とインプラント、初期プラーク形成3週間に対する軟組織の反応に関する論文（動物実験）（GM：歯肉縁、aJE：接合上皮境界部）

【論文】
I Ericsson, et al: Long-standing plaque and gingivitis at implants and teeth in the dog. Clin Oral Implants Res, 3(3): 99-103, 1992.

図❷　天然歯とインプラント、長期的（90日）なプラーク形成に対する軟組織の反応に関する論文（動物実験）

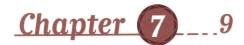

歯周炎vsインプラント周囲炎

　本項では、硬組織に炎症が波及する場合の天然歯とインプラントの差をリサーチした論文で考察する。非常に古い論文でなおかつ動物実験だが、参考になることは間違いない。炎症後1ヵ月で病理組織診断を行った論文（図1）と、12ヵ月後に病理組織診断を行った論文（図2）である。

　図1論文では、天然歯において引き起こされた歯周組織炎では、防御機構により、骨と炎症性組織との間に一定の結合組織が認められたが、インプラント周囲炎の場合には、破壊が甚大であり骨髄炎につながる可能性が示唆された。動物実験だがインプラントは炎症に対する防御機構が天然歯より弱いことがわかる。インプラント周囲の炎症は、天然歯より急速に進行する。

　また、両論文から、インプラント周囲炎は急性期を過ぎると、骨と炎症性細胞浸潤の間に結合組織が認められるようになるが、炎症自体は進行する可能性が示唆された。炎症が急速に進行するかあるいは慢性化するかは、臨床的に判断がつかない。

【論文】
J. Lindhe, et al: Experimental breakdown of peri-implant and periodontal tissues. A study in the beagle dog. Clin Oral Impl Res, 3: 3-16, 1992.

図❶　天然歯とインプラント、炎症後1ヵ月で病理組織診断を行った論文（動物実験）

【論文】
N.U.Zitzmann, et al: Spontaneous progression of experimentally induced periimplantitis. J Clin Periodontol, 31: 845-849, 2004.

【内容】
　本研究の目的は、インプラント周囲粘膜の縁下にリガチャーを挿入することによって引き起こされた実験的インプラント周囲炎の12ヵ月後の状態を評価することであった。
　3頭の犬の組織学的分析結果として、インプラント周囲粘膜では、多くの炎症性細胞浸潤（ICT）が認められた。骨組織とは結合組織によって隔てられていた。

図❷　天然歯とインプラント、炎症後12ヵ月で病理組織診断を行った論文（動物実験）

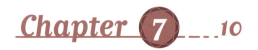

インプラント周囲炎の有病率

　インプラント周囲炎はよく見られるが、その有病率の推定値は大きく変動する。これは疾患の定義の幅の広さによる可能性がある。図1論文より、インプラント周囲炎の有病率について考察する。2005年1月～2021年12月までの文献からデザイン的に適した論文を57本選んでリサーチを行った論文で、エビデンスレベルは高い。

　結果は、インプラント周囲炎の有病率は患者レベルで19.53%、インプラントレベルで12.53%であった。

　インプラント周囲炎の有病率は、実はかなり高い。メインテナンスに従事する歯科衛生士はそのことを理解すべきである。日本人の天然歯の寿命が約50～60年といわれており、インプラントは天然歯より優れているとはいえない。メインテナンス時にインプラント周囲の軟組織を押せばその意味がわかるだろう。

【論文】
Pedro Diaz, et al: What is the prevalence of peri-implantitis? A systematic review and meta-analysis. BMC Oral Health, 19; 22(1): 449, 2022.

図❶　インプラント周囲炎の有病率に関するリサーチ論文

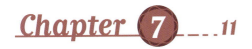

マイクロメインテナンスで
インプラント周囲炎を予防できるのか

　図1論文を検証することで、インプラントにマイクロメインテナンスが必要かを考察する。本論文の目的は、インプラント埋入6ヵ月後に、実験的歯肉炎および実験的インプラント周囲粘膜炎を引き起こし、その進行過程において臨床的および細菌学的な指標を比較することである。

　簡単に説明すると、口腔内の炎症を治療した人間の患者に対し、良好な状態であるベースライン検査6ヵ月後の細菌叢組成からプラークコントロールを禁止した状態での天然歯とインプラントの細菌叢の変化を比較して、インプラントも天然歯と同様にマイクロメインテナンスが必要かを判断する。

　論文によると、有意に低い球菌の割合と、有意に高い運動性桿菌、スピロヘータの割合が認められ、歯肉炎と同様に、細菌性のプラークの堆積とインプラント周囲粘膜炎の進行の因果関係を示すものであった。インプラントおよび天然歯におけるマイクロメインテナンスは同等の重要性を有することが示唆された。

【論文】
R Pontoriero, et al: Experimentally induced peri-implant mucositis. A clinical study in humans. Clin Oral Implants Res, 5(4):254-259, 1994.

（データ）

ベースライン検査6ヵ月後細菌叢組成
（口腔清掃されている状態）
【インプラント】
・球菌　　　　79.3%
・運動性桿菌　2.4%
・スピロヘータ　1.2%
【天然歯】
・球菌　　　　76.3%
・運動性桿菌　2.8%
・スピロヘータ　1.9%

3週間の口腔清掃中止後の
細菌叢の組成
【インプラント】
・球菌　　　　54.3%
・運動性桿菌　17.4%
・スピロヘータ　6.2%
【天然歯】
・球菌　　　　47%
・運動性桿菌　19.2%
・スピロヘータ　7.8%

図❶　天然歯とインプラント、炎症の進行過程における細菌叢の変化に関する論文

Chapter 7 ...11

KEY Point

1
筆者が歯科衛生士として歯周組織を見るときに気にしているのは生物学的幅径の質であり、歯肉縁下バイオフィルムができやすい歯肉の予後を悪いと感じている。秋山のバイオタイプは天然歯のみでなくインプラントでも重要なことが示唆された

2
歯肉炎とインプラント周囲粘膜炎は病理学的観点からもあきらかな相違は認められなかった。双方の疾病は、どちらもバイオフィルム形成に由来する細菌の侵襲により起こる生体反応である。歯肉炎が歯周炎の前駆症状であるのと同様に、インプラント周囲粘膜炎はインプラント周囲炎の前駆症状である

3
3週間ではほとんどの天然歯とインプラントで炎症性細胞浸潤の差は認められなかったが、90日間ではインプラントのほうが炎症が進行していた

4
急性期の天然歯において引き起こされた歯周組織炎では、防御機構により、骨と炎症性組織との間に一定の結合組織が認められたが、急性期のインプラント周囲炎の場合には結合組織が認められず、破壊が甚大であり骨髄炎に繋がる可能性が示唆された

5
インプラント周囲炎は急性期を過ぎると、骨と炎症性細胞浸潤した組織の間に結合組織が認められるようになるが、炎症自体は進行する可能性が示唆された。炎症が急速に進行するか、あるいは慢性化するかは臨床的に判断がつかない

6
インプラント周囲炎の有病率は、患者レベルで19.53%、インプラントレベルで12.53%である。実際にはみなが思うより罹患率は高い可能性がある

7
歯肉炎と同様に、細菌性のプラークの堆積とインプラント周囲粘膜炎の進行の因果関係を示すものであった。インプラントおよび天然歯におけるマイクロメインテナンスは同等の重要性を有することがわかった

Chapter 7 --- 12

インプラントの歯肉縁下プラークに対する正解はない

ここからは経験的な話をする。

インプラントのメインテナンスは、論文的に天然歯に準ずるが、実際に天然歯のように容易に歯肉溝内に超音波スケーラーを挿入できない。スプラソンチップ#10（以下、#10）はインプラントを傷つける可能性があるので使用できないが、プラスチック製のインスルメントでバイオフィルムの破壊を行うのは、顕微鏡下で見ていると不可能に思える。

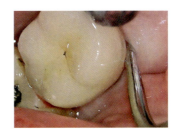

図❶　#10をインプラントの歯肉溝内に入れて歯肉縁下プラークの破壊・除去を行っている様子（推奨しない）

基本的にインプラントプロービングは深く入ることが論文で証明されており、現在ではインプラントの立ち上がりがストレートではなくオーバーカントゥア的な補綴物の立ち上がりは、天然歯と異なりプロービングの角度が難しい。他院でメインテナンスに通う患者に聞くと、「プロービングが激痛」と言っているので、歯科衛生士は注意したほうがよい（実際には施術者によりレベルの差があるので難しい。筆者の患者に聞くと、皆が無痛と答える）。

マイクロメインテナンスにおいて、スリーステップ秋山メソッドペリオビューのポジショニングが重要だと解説した。マイクロメインテナンス時にはすべての歯肉溝・歯周ポケット内バイオフィルムの破壊・除去用に超音波チップを入れることができる。マイクロメインテナンスをマスターすれば容易に行える。プロービングよりはるかに正確に、歯肉溝・歯周ポケットの深さやリスクをメインテナンス時に診断できる。インプラントは天然歯ほど明確にポケット底を認識できない。インプラント体に付着したバイオフィルムは、プラスチックのチップでは除去できない。とくにインプラント周囲歯肉炎の状態が起きると出血が多く、明視野下で確認できないため難易度が非常に高い。

インプラントのリサーチについて、理論的に金属がインプラント体を傷つけるからプラスチックのチップを使うようにというが、プラスチックでバイオフィルムの破壊・除去は不可能ではないかと、長年歯科衛生士業務を行う筆者は考えている。とくに超音波機能が効率的に利用できない。

参考までに、図1に#10をインプラントの歯肉溝内に入れて歯肉縁下プラークの破壊・除去を行っている様子を示す（推奨はしない）。インプラント体に付着したバイオフィルムの残りは、スーパーフロスを使用して除去した。この患者は20年間このインプラントのマイクロメインテナンスを行っているがインプラント体に傷はない。

ラバーカップを応用したインプラントの歯肉縁下プラークの破壊・除去

前項でインプラントの歯肉縁下プラークに対する正解はないと解説したが、実際のところ筆者がどのように施術をしているのか、解説する。筆者はラバーカップを応用し、おもに唇・頬側の歯肉縁下プラークにアプローチしている。

図1はインプラントの唇・頬側歯頸部に変形させたラバーカップの端を入れている様子である。**図2**は施術終了後の様子だが、まったく損傷していないことがわかる。このようなマイクロメインテナンスを行うには、スリーステップ秋山メソッドペリオビューの完璧なポジショニングが必須である。

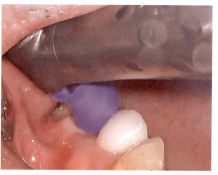
図❶ インプラントの唇・頬側歯頸部に、変形させたラバーカップの端を入れている様子

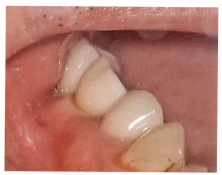
図❷ 同症例、マイクロメインテナンス後

Mini Column

【インプラントの歯肉縁上プラークおよび着色の破壊・除去】

インプラントの歯肉縁上プラークおよび着色の破壊・除去は天然歯とまったく同じである。大きく異なるのはフッ化物が入っていないペーストを使用することである。

本章において詳しく解説することはないため、Chapter6をそれぞれ参照してほしい。

スーパーフロスを応用したインプラントコンタクト付近のプラークの破壊・除去

　マイクロメインテナンスにおいてコンタクト付近（歯間乳頭部付近）の歯肉縁下プラークの破壊・除去は、プラスチックの超音波チップでは太すぎて難しい。ある程度は超音波チップで歯肉縁下プラークを破壊し、最終的には低濃度、粘膜消毒用濃度のオキシドールに湿らせたスーパーフロスを使用する。歯間乳頭部付近の近心側・遠心側歯面のカーブに沿ってスーパーフロスを入れて横方向に動かし、プラークを除去する。スーパーフロスは上ではなく、必ず横から抜く（図1～3）。

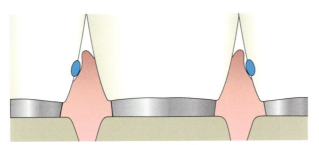

図❶　スーパーフロスを使用する部位

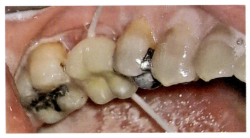

図❷　スーパーフロスを応用したインプラントコンタクト付近のプラークの破壊・除去

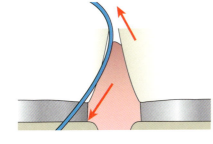

図❸　スーパーフロスの動かし方のイメージ。マイクロメインテナンスの最後に粘膜消毒用濃度のオキシドールに湿らせたスーパーフロスを使用する。歯間乳頭部付近の近心側・遠心側歯面のカーブに沿ってスーパーフロスを入れて横方向に動かし、プラークを除去する。スーパーフロスは上ではなく、必ず横から抜く

スーパーフロスを応用したインプラント舌・口蓋側歯肉縁下プラークの破壊・除去

インプラントの唇・頬側歯肉縁下は、ラバーカップと超音波をメインにバイオフィルムを破壊する。舌・口蓋側歯肉縁下は、ラバーカップを使用する。最後に、スーパーフロスを使用する（図1、2）。

なお、スーパーフロスを引く方向を慎重に操作しないと歯肉に問題が起きる可能性があるため、注意すること。スーパーフロスを引く方向を慎重に行わないと、図3のように歯肉の変色を引き起こす場合がある。図3症例はマイクロメインテナンス16年後の状態で、インプラントは問題ない。

マイクロメインテナンスは一生涯行われる行為であり、ちょっとしたことが患者の人生に大きな影響を及ぼす可能性がある。因果関係はわからないが、スーパーフロスを引く方向に注意し、謙虚に行うべきである。

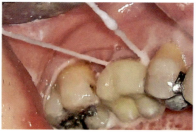

図❶ マイクロメインテナンスの最後にスーパーフロスを使用

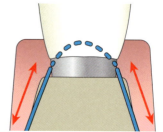

図❷ スーパーフロス使用時のイメージ。唇・頬側からスーパーフロスを前後に動かし、強くインプラント体をこすることでプラークを破壊・除去する。最後に、スーパーフロスを近遠心どちらかから引き抜く

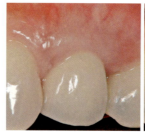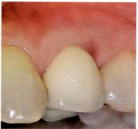

図❸ 左：初診時。右：マイクロメインテナンス16年後。スーパーフロスを引く方向を慎重に行わないと、右のように歯肉の変色を引き起こす場合がある

Chapter
8

マイクロメインテナンス
秋山メソッド
深い歯周ポケットの
バイオフィルムコントロール

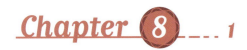

深い歯周ポケットのバイオフィルムの破壊・除去の考え方

　図1論文はすでに Chapter2 で示したものだが、歯周ポケットがおよそ4mm以上になると、内部の汚れを完全にきれいにすることは難しいとしている。これはメインテナンス時のバイオフィルムの破壊・除去にも当てはまる。つまり、深い歯周ポケット内部のバイオフィルムの破壊・除去を完全に行うことはできないと考えるべきである。
　では、それでも深い歯周ポケット内部をきれいにしなければならないときは、どうすべきだろうか。まずはそこから考えるべきである。
　ここで役に立つのが、バイオフィルムの構造的な性質である。バイオフィルムは細菌のマンションだと考えるべきで、その硬度はいわゆるプラークと同じで触れるだけで壊せる。つまり深い歯周ポケット内部の立体的な構造に対して、超音波スケーラーチップを操作することで、バイオフィルムを容易に破壊できる。ところが、この方法ではバイオフィルムを「破壊すること」はできても「除去すること」はできない。バイオフィルムの残骸の除去も、同時に考えなければならない。
　スリーステップ秋山メソッド3Dビューで歯周ポケット内部を認識して、超音波スケーラーチップによってポケット内部の構造を認識する。そのあと、バイオフィルムを超音波スケーラーで破壊する。使用する超音波チップはスプラソンチップ#10である。その後、低濃度、粘膜消毒用濃度のオキシドールをエンド用のシリンジに入れて内部を洗浄することでバイオフィルムを発泡させ、残骸を外部に除去する。オキシドールの発泡は除去と同時に内部に棲む嫌気性菌に酸素がダメージを与えると考える。
　超音波とオキシドールの操作を数回繰り返すことで、不確実な操作の精度を高める。オキシドールは優しく内部に入れる。絶対に強い圧をかけて内部を洗浄してはならない。オキシドールの濃度は細心の注意が必要で、安全に十分注意すべきである。

【論文】
Stsmbaugh RV. et al : The limits of subgingival scaling. Int J Periodontics Restorative Dent. 1(5): 30-41, 1981.
【内容】
歯周ポケットの深さが平均3.73mm以上になると、取り残しが多くなる。

図❶　フラップを開けずに行われた SRP を評価した論文

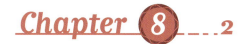

深い歯周ポケット・根分岐部病変

　メインテナンス時に根分岐部病変が存在しないことが原則であるが、経験ベースで考えると、そうした状況は稀ではない。歯根分割やインプラントなどに移行せずにそのままメインテナンスする状況は、日常的に遭遇すると考える。本項では、深い歯周ポケットが存在する、根分岐部病変のメインテナンス時における考え方を解説する。

　深い歯周ポケットと根分岐部病変が存在する患者において、メインテナンス間隔は短くなる。具体的な論文は提示しないが、ソクランスキー（Socransky）のリサーチによると、歯周ポケットが深くなると細菌の悪性度が上がるといわれている。このことを考慮すると、深い歯周ポケットが存在する患者のメインテナンス間隔は短くなる。

　図1はヘビースモーカーで重度歯周病の患者である。この患者は治療終了時には深い歯周ポケットは存在していなかったが、メインテナンス途中でセメント質剥離により、5〜6mmの歯周ポケットが認められた。歯周病のリスクはChapter2で示した図2論文により明確である。遺伝的要因が大きい8％に含まれ、かつヘビースモーカーであり、超ハイリスク患者といえる。

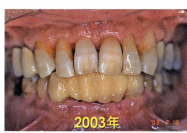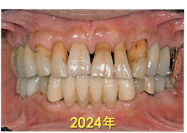

図❶　ヘビースモーカーで重度歯周病の患者の経過。治療期間は喫煙していない。左：歯周病治療後の状態で超ハイリスクである。この時期から毎月マイクロメインテナンスを行っている。右：21年後の状態

【論文】
H Ioe, A Anerud, H Boysen, E Morrison: Natural History of Periodontal Disease in Man: Rapid, Moderate and No Loss of Attachment in Sri Lankan Laborers 14 to 46 Years of age. J Clin Periodontal, 13: 431-445, 1986.

【内容】
　歯を磨く習慣のないスリランカの紅茶畑で働く480人を対象に調査。同じ環境下で生活している状態で81％の対象者の歯周病はゆっくり進行、11％は歯周病の進行が認められない。残りの8％の対象者は急速に歯周病が進行し多くの歯を失った。歯周病は患者によりその進行が異なることがわかった。

図❷　歯周病に関するスリランカ論文

Chapter 8 ...2

　エビデンス的に予後が非常に悪いことが予想される図1の症例であるが、21年後までに失った歯はゼロである。エビデンスレベルは低いが、深い歯周ポケットが存在しても、メインテナンス間隔を短くすれば歯の保存は可能であることがこの症例からわかる。ただし、ハイリスク患者の歯周病を完全に予防することは不可能である。患者にはそのことを十分に理解させる必要がある。

　深い歯周ポケットと根分岐部病変が存在する場合、根分岐部病変内部にスプラソンチップ#10を入れて内部のバイオフィルムの破壊・除去を行う（図3、4）。このときのパワーやチップの当て方はすでに解説した原則どおりである。補助的操作として、低濃度、粘膜消毒用濃度のオキシドールをエンド用のシリンジに入れて内部を洗浄する。この操作を数回繰り返す。オキシドールは優しく内部に入れる。絶対に強い圧をかけて内部を洗浄してはならない。

　根分岐部への施術はイメージが大切で、スリーステップ秋山メソッド3Dビューで内部をイメージして、バイオフィルムの破壊・除去を行う。

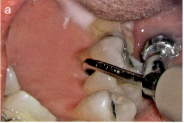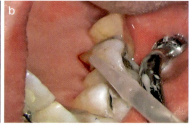

図❸　深い歯周ポケットと根分岐部病変が存在する場合の施術
a：スプラソンチップ#10を入れて内部のバイオフィルムの破壊・除去を行う
b：補助的操作として低濃度の粘膜消毒用濃度のオキシドールをシリンジに入れて内部を洗浄する

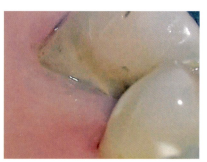

図❹　メインテナンスに通う、深い歯周ポケットと根分岐部病変が存在する患者。前回施術から1ヵ月後の状態。見た目には炎症は存在していない

Chapter 8-3

インプラント周囲炎の
マイクロメインテナンスは困難

　インプラント周囲炎を、マイクロメインテナンスで健康な状態に戻すことは困難である。顕微鏡下で汚染されたインプラント表面を見れば、バイオフィルムの破壊・除去が不可能であることが瞬時にわかるだろう。インプラント周囲炎は見た目に健康に見える場合がある。ここでインプラント周囲炎かどうかの簡単な診断を教える（図1、2）。この診断方法を試してみると、自身のクリニックにインプラント周囲炎患者がいることに驚愕するかもしれない。

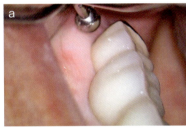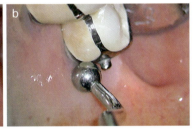

図❶　一見すると健康にみえる歯肉でも、インプラント周囲炎の場合はインプラント周囲の歯肉を押すと排膿する。bのように排膿する場合、インプラント周囲に炎症がある可能性が高い

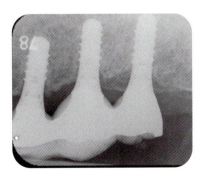

図❷　図1患者のデンタルX線写真。大きな問題がないようにもみえる。この患者のメインテナンスが表面上のみのメインテナンスだと、インプラント周囲炎に気がつかない。前項で解説したように、スーパーフロスを使用して歯肉縁下のバイオフィルムを破壊・除去すると、症状が改善される場合がある

Chapter 8 - 3

図❸　インプラント周囲炎の歯周ポケットにメインテナンスを行うと、大量の出血が生じる。このときに注意しなければならないのは、初期の炎症は骨に達していることを認識することである。無配慮にメインテナンスを行うのは非常に危険である

　初期のインプラント周囲の炎症は骨に細菌が到達しているので、無作為にメインテナンスを行うと、最悪の場合、全身的な問題を引き起こす可能性がある（**図3**）。インプラントに深い歯周ポケットが存在するということは、インプラント周囲炎に罹患していることを意味する。

　この場合、天然歯のように長期に歯を生存させるという考え方は適応されない。天然歯の場合、深い歯周ポケットが存在したとしても、ある程度低侵襲的にバイオフィルムを破壊・除去できる。一方、インプラントの場合は侵襲的な処置にならざるを得ない。筆者としては、インプラント周囲炎患者をマイクロメインテナンスで長期にみていくという考えはなく、インプラント周囲炎と判断された時点で消炎のための手術等を検討すべきである。

　いま現在の世界の最先端では、「ちょっとでもトラブルのある天然歯をいつまでも残すと骨がなくなってインプラントを埋入する骨がなくなるから、積極的に天然歯を抜歯してインプラントを埋入する」とは言わなくなった。その昔、戦略的抜歯と日本でもよく言われていた考え方である。筆者がハーバード大学でアワードを受賞した2005年当時は、6㎜の歯周ポケットでも抜歯してインプラントを埋入することは標準的といわれていたが、現在そのように主張する、海外の著名なペリオドンティストは見当たらない。

●

　ここでインプラントについて、歯科衛生士に質問する。以下の2名のうち、インプラントに問題が起きたときに解決できるのはどちらの歯科医師だろうか？
①天然歯のトラブルのほとんどを顕微鏡応用下で解決でき、天然歯に対する治療レベルが世界的にみても非常に高く、インプラント埋入は行うがインプラント第一主義ではない歯科医師
②天然歯をいつまでも残すと骨がなくなってインプラントを埋入する骨がなくなるから、積極的に天然歯を抜歯してインプラントを埋入する歯科医師

　インプラントは天然歯と同じ問題が起きる。天然歯を守れない歯科医師はインプラントを守れるだろうか？　答えは明白である。

　アメリカ歯周病学会ではいままでに何度も「天然歯に戻ろう」と訴えてきたが、メーカーやクリニックの経済的な理由から、インプラントに戻る経緯を繰り返してきているようにみえる。

Chapter 8-4

歯周病類似病変　セメント質剥離のマイクロメインテナンス

　歯周病とセメント質剥離は区別がつかない場合がほとんどである（図1）。

　筆者はセメント質剥離のことを「歯周病類似病変」と呼んでいる。セメント質剥離の予後は非常に悪い。その理由はChapter2-12「秋山の医原性象牙細管開放症候群仮説」で解説したように、セメント質剥離も象牙細管が開放するからである。深い歯周ポケットが存在した状態でセメント質剥離により象牙細管が開放すれば、グラム陰性桿菌が象牙細管内に入り、エンドトキシン（内毒素）が象牙細管内に付着してしまい、難治性の状態になる。セメント質剥離が生じているかどうかは主治医が診断することだが、セメント質剥離を診断・治療できるスキルの習得は難しい。

　セメント質剥離で生じた深い歯周ポケットをそのままにしてメインテナンスを行っても、予後が悪い。そこで、「セメンタムティアーリカバリーテクニック秋山メソッド」（本書では解説しないが、いずれ発表する）を行うと、マイクロサージェリー後は落ち着くのでマイクロメインテナンスが可能になる。なお、手術後のマイクロメインテナンスは天然歯に準ずる。

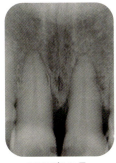 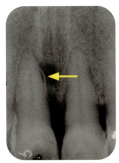 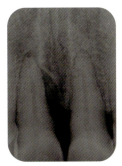

a：2003年2月　　b：2004年7月　　c：2005年3月

図❶　1⏋のデンタルX線写真。たとえば最初にcを見た場合、普通は歯周病と診断する。しかし、a、bと時系列で検証すると1⏋近心の骨吸収は歯周病が原因ではないことがわかる。aとbを並べて比較すると骨吸収の原因が明白になり、始めて1⏋の診断が可能になる

Chapter
9

マイクロメインテナンス
最大の敵
根面カリエスと
マイクロクラック

Chapter 9 — 1

根面カリエス

　マイクロメインテナンスを20年以上行っていて、自分の無力さを感じるのが根面カリエスである。露出歯根面はセメント質ではなく象牙質と考える。患者が高齢になるとプラークコントロールが悪くなる。年齢的にプラークコントロールが難しい状況になると、短期にマイクロメインテナンスを行っても、進行し始めた根面カリエスを止めることは非常に難しい。筆者の歯科医師人生で唯一の経験だが、根面カリエスのおそろしさを教えてくれた症例を示す（図1～7）。

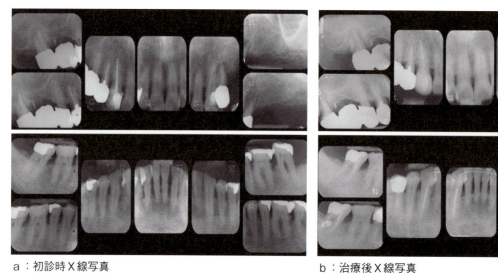

a：初診時X線写真　　　　　　　　　　　　b：治療後X線写真

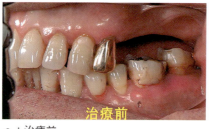
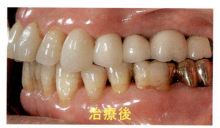

c：治療前　　　　　　　　　　　　d：治療後

図❶　患者は初診時75歳。ステージ3グレードBと診断され、6～7㎜の歯周ポケットが存在していた（a、c：治療前）。治療後（b、d）：この段階での歯周ポケットはすべて2㎜以内であった。患者は「山梨県よい歯コンクール」で優秀賞を受賞するほど、治療後には健康な口腔とみられていた

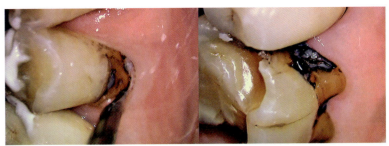

図❷ 83歳時の状態、患者の体調不良などで期間が少しだけ空いた。マイクロメインテナンス時に患者にプラークコントロールを指導するも、まったく磨けていなかった。根面の粗造面にバイオフィルムが形成されていた。このバイオフィルムを破壊・除去するのは、顕微鏡を応用しても不可能である。急に患者が磨けなくなるという緊急事態であることを患者と親族にインフォームし、サホライドを塗布した

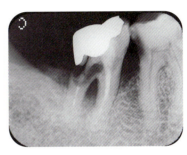

図❸ 同年の右下臼歯部のデンタルX線写真

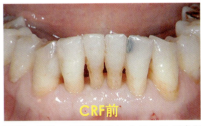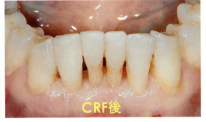

図❹ 同年、下顎前歯にカリエスが多発したので顕微鏡下でCRFを行った

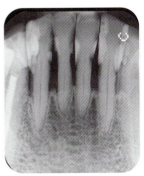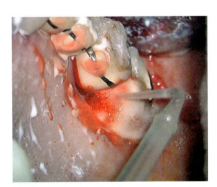

図❺ 同年の下顎前歯部のデンタルX線写真。CRF前。下顎前歯はボロボロの状態である

図❻ 同年、左上インプラントのマイクロメインテナンス時の状態。インプラント周囲炎に罹患している

Chapter 9

図❼　同年の下顎デンタルＸ線写真。すべての歯根が根面カリエスに罹患している。この段階でサホライドを塗布してもまったく効果はない。患者はますますプラークコントロールが難しくなった

【論文】

J Zhang, et al: Topical Fluoride to Prevent Root Caries: Systematic Review with Network Meta-analysis. J Dent Res, 99(5): 506-513, 2020.

図❽　根面カリエスにフッ化ジアンミン銀が有効であるとする論文

　根面カリエスにフッ化ジアンミン銀が有効であることは、**図8**の論文で証明されている。本症例のマイクロメインテナンスでも応用されていた。歯根表面の表面性状が滑沢な状態ではなく、粗造な状態になったこの患者の場合、フッ化物応用はまったく予防効果を示さなかった。

　歯科衛生士としてメインテナンスを行う場合、インプラント周囲炎と同じくらい根面カリエスは解決できない問題になる。図8の論文ではフローライドが有効であることを証明しているが、実際の臨床現場では思いもしない理由で患者自身の歯磨きができなくなる場合もある。完全に患者の歯磨きに頼る予防は難しいことを、本症例の患者は教えてくれた。

　根面カリエスは根本的に考え方を変える必要があると、筆者は考える。本症例のような状態になった場合、手の施しようがない。根面カリエスに完璧な解決策はないので、自身で開発した。現在、当院においてこの患者のような根面カリエスの問題はなくなった。根面カリエス罹患時、患者を守るために根面カリエスに特化した治療プログラムを開発・確立したので、本章のなかで解説していく。

Chapter 9 - 2

Aging Complex Root Caries Syndrome Akiyama Theory （加齢に伴う根面カリエス症候群秋山理論）

　「加齢に伴う根面カリエス症候群秋山理論」（Aging Complex Root Caries Syndrome Akiyama Theory）とは、人生の最後に天然歯が多く存在している場合、肉体や脳の老化や免疫の低下、疾患で根面カリエスに罹患しやすくなり、一度根面カリエスに罹患すると、厳格なプラークコントロールを要求できないため、解決が難しく不幸な結果になるという理論である。

　そのため、問題が起きる前に、問題が起きないようにすることが大切になる。患者に対して、人生の終焉に起きる得るトラブルに対して最善の予防処置を行うことが大切である。

　そこで行われるのが、「The Hard Surface Maintenance Technique Akiyama Method」（歯面研磨硬化予防テクニック秋山メソッド／通称「泥団子テクニック」：Chapter6-2参照）である。ここまで本書を読んでもらえば、根面を毎回硬くするマイクロメインテナンス方法がいかに重要であるかを理解してもらえると思う。さらに、患者に日常のフローライドの指導を行うことは重要であり、食後の唾液による中和（酸性にしないガム）の指導も必要である。

根面カリエスの理想的な予防方法

　人間は老化する。歯周組織も同じで、歯槽骨・軟組織は年齢とともに下がるのが人間の正しい老化と認識している。しかし、これに逆行する治療が存在する。「根面被覆・根面被包術（筆者の造語）」である。

　根面カリエスの理想的な予防方法は、根面が露出しないことである。一例を図1、2に示す。図1は根面カリエスが存在し、レジン充填を除去後、根面被覆され14年経過した症例である。経過をみてもらえれば、患者の歯と健康を守る本質的な治療なのは明白である。

　歯を失う要因の一つは老化である。もし治療によって老化を防げた場合、患者が歯を失う時間を未来へずらせるのではないだろうか。本症例では、全顎的に硬・軟組織を歯冠方向に再生している。特殊な治療と考えられているが、もしかすると最も効率がよい治療かもしれない。老化を逆行させる治療は、患者の終焉に対し非常に有効である可能性が極めて高い。

　前項で解説した「加齢に伴う根面カリエス症候群秋山理論」の理想的な治療方法は、根面被覆・根面被包術である。ただし、本術式を行える歯科医師は、世界的にみてもほとんどいない。

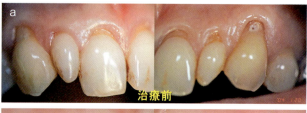

a：治療前
b：根面被覆14年後

図❶　根面被覆術症例

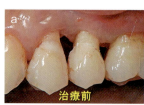
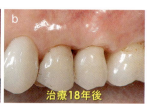

a：治療前
b：根面被包と硬組織の縦方向への再建18年後。周囲に骨壁がないところの骨再生を行っており、全周縦に再建している

図❷　根面被包術症例

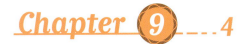

どのくらいの割合で
マイクロクラックが入っているのか

　前項で示したとおり、根面カリエスが予防できれば、最終的に患者にとってリスクとなるのは、マイクロクラックからの歯根破折であると推察される。

　本項では、マイクロクラックがどの程度の割合で歯根に発生しているのかを調べた、筆者のリサーチを紹介する。対象は2015年3月1日から2017年10月14日までの間に実習のトレーニングに利用した歯で、歯根破折が原因で抜歯されていないと思われる抜去歯である。対象の抜去歯327本の歯根（**図1**）を切断して、デブライドメントの評価をする際に、歯根にクラックが入っているかを同時にチェックした。切断された歯根面のみをチェックしたのでクラックが入っている確率は低くなるはずである。なお、全体をくまなくチェックしたわけではない。

　それぞれの部位ごとに、歯根にマイクロクラックが入っているかをリサーチした。結果を**表1**に示す。

　リサーチによると、抜去歯327本のうち約99%にマイクロクラックが入っていた。この結果により、エビデンスレベルは高くないが、メインテナンスを行っている患者の歯の歯根の多くにマイクロクラックが入っている可能性が高いことが示唆された。

```
上顎大臼歯    142本
下顎大臼歯    86本
上顎小臼歯    41本
下顎小臼歯    13本
上顎前歯      33本
下顎前歯      12本
```

図❶　マイクロクラックに関するリサーチの対象歯（327本の抜去歯）内訳

表❶　部位別のマイクロクラックが入っている割合（全体：対象歯327本／マイクロクラック324本）

部位（対象歯本数）	マイクロクラックあり	マイクロクラックなし	マイクロクラックがある割合
上顎大臼歯（142）	141	1	99.3%
下顎大臼歯（86）	85	1	98.8%
上顎小臼歯（41）	40	1	97.6%
下顎小臼歯（13）	13	0	100%
上顎前歯（33）	33	0	100%
下顎前歯（12）	12	0	100%

Chapter 9-5

歯根のどの部位にマイクロクラックが入っているのか

　前項で紹介したリサーチの対象歯の、どの部分にマイクロクラックが入っていたのかを報告する（図1～6）。

　マイクロクラックの入り方は直線的、曲線的などあるが、この現象は治療やマイクロメインテナンスにおいてつねに考えなければならない問題である。マイクロメインテナンスを行う患者の歯根のほぼすべてにマイクロクラックが入っていると考えても、それほどオーバーではないと認識している。

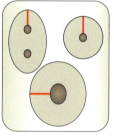
a：特徴①直線的なマイクロクラック

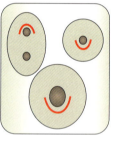
b：特徴②歯髄腔と同調した形状のマイクロクラック

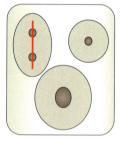
c：特徴③近心頬側のメイン根管と第4根管に沿った直線的マイクロクラック

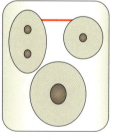
d：特徴④歯根の分岐部の根元、とくに頬側の2根の根元にある直線的マイクロクラック

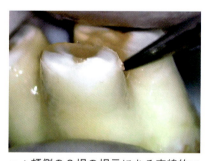
e：頬側の2根の根元にある直線的マイクロクラック

図❶　上顎大臼歯のマイクロクラックが入りやすい部位

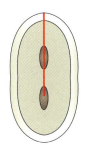 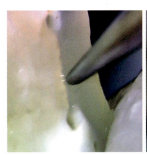 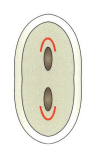

a：特徴①最も確率が高かったのは直線的マイクロクラック（41本中33本）　　b：上顎小臼歯の直線的マイクロクラック　　c：特徴②歯髄腔と同調した形状のマイクロクラック

図❷　上顎小臼歯のマイクロクラックが入りやすい部位

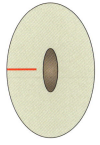 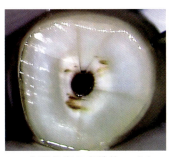 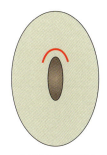

a：特徴①直線的マイクロクラック　　b：上顎前歯の直線的マイクロクラック　　c：特徴②歯髄腔と同調した形状のマイクロクラック

図❸　上顎前歯のマイクロクラックが入りやすい部位

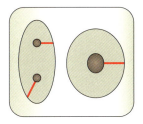 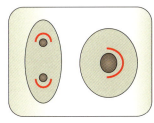 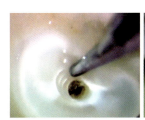

a：特徴①直線的マイクロクラック　　b：特徴②歯髄腔と同調した形状のマイクロクラック　　c：下顎大臼歯歯髄腔と同調した形状のマイクロクラック

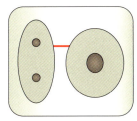 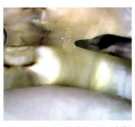 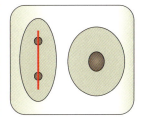

d：特徴③根分岐部の元の部分の直線的マイクロクラック　　e：下顎大臼歯根分岐部の元の部分の直線的マイクロクラック　　f：特徴④近心頬側と舌側根間に沿った直線的マイクロクラック

図❹　下顎大臼歯のマイクロクラックが入りやすい部位

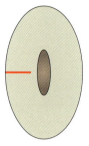 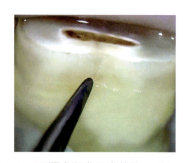 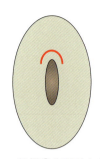

a：特徴①直線的マイクロクラック　　b：下顎小臼歯の直線的マイクロクラック　　c：特徴②歯髄腔と同調した形状のマイクロクラック

図❺ 下顎小臼歯のマイクロクラックが入りやすい部位

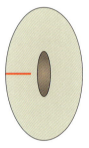 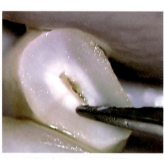 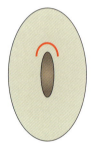

a：特徴①直線的マイクロクラック　　b：下顎小臼歯の直線的マイクロクラック　　c：特徴②歯髄腔と同調した形状のマイクロクラック

図❻ 下顎前歯のマイクロクラックが入りやすい部位

Chapter 9―6

The Micro Cracks in Functional Teeth: Leading to Trouble Akiyama Hypothesis（機能歯のマイクロクラックがトラブルを引き起こす秋山仮説理論）

　当院においては、前述した根面カリエスへの治療法を開発してからは、患者が歯を失う原因のほとんどがマイクロクラックに起因したものである。歯周病やカリエスを完全に抑え込んだとしても、最終的に歯根にあるマイクロクラックから派生した問題により歯を失うリスクが残るのである（図1）。とくに現在の傾向として、生理的に動揺しないインプラントや非常に硬いジルコニアクラウンなど、歯根破折やセメント質剥離を起こす要因が確実に増えている。

　人間はおもに夜間にブラキシズムを行う。筆者のリサーチでは、ブラキシズムには非常に大切な機能があることがわかっている。とくに歯科矯正医の立場からいわせてもらうと、厚いナイトガードは顎位や歯列に対して悪影響を与える。また、ナイトガードを患者が使用しても、この問題は解決できていない。

　ある根尖病変の症例を治療したところ、水酸化カルシウムなどの薬剤が入っているときは消炎するが、根管充填や印象後にすぐに再発するケースを経験した。これはマイクロクラックが外部と交通し、なおかつマイクロクラックが感染しときに、エンドトキシン内毒素がマイクロクラック内部に付着したのかもしれないと考えている。こうした場合、歯内療法による治癒は難しいと考えている。

　本書のなかで繰り返し「歯に損傷を与えてはならない」と訴えてきた理由が、このマイクロクラックにある。超音波スケーラーチップの当て方やパワーの設定について述べてきたのは、すべて機能歯のマイクロクラックを防ぐためのハウツウである。

　一連の理論を、筆者は「機能歯のマイクロクラックがトラブルを引き起こす秋山仮説理論」（The Micro cracks in Functional Teeth: Leading to Trouble Akiyama Hypothesis）と呼んでいる。この理論は、マイクロメインテナンスを考えるうえで、重要な理論かもしれない。

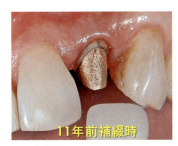
a：初診時

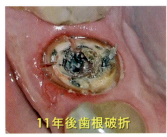
b：補綴治療後11年。歯根破折

図❶　他院にて補綴治療が行われていた|2のリカバリー症例。患歯にマイクロクラックが入っている。患者に動画を見せて破折のリスクを説明し、抜歯を含む治療の選択肢を提示したところ、温存を望んだのでそのまま補綴した。11年後、問題が起きた。このような症例は日常に溢れている。ちなみに、この患者はそれでもこの歯の温存を望んだため特別なテクニックを用いて補綴した

歯科治療によって起こるマイクロクラック

　歯科治療に起因してマイクロクラックが入ることがあると筆者は考えており、その原因となる治療行為について解説する。

　仮歯を外すとき、筆者は毎回仮歯を割って外す。クラウンリムーバーは基本的に使用していない。同時に、ラバーダム防湿時のクランプも使用していない。理由は簡単で、歯根にクラックが入るリスクがあるからである。

　図1は他院にて下顎小臼歯のエンド治療を行ってきた患者である。ラバーダム防湿下できちんとした治療を受けてきたと患者は言っていたが、、クランプをかけていたであろう部分に深めのマイクロクラックが複数入っていた。

　筆者は20年以上にわたって顕微鏡下でメインテナンスを行ってきた。歯科医師を教える際には多くの抜去歯を分割してきた。そして、すべての患者の処置を動画として保存、検証してきた。その結果として、いま現在行われている歯科治療の多くは、歯根・歯冠に容易にマイクロクラックを入れていることがわかった。マイクロクラックは短期ではとくに問題にならないが、長期でみると歯を失う深刻な問題になり得る。

　マイクロクラックが長期的にみて非常な危険ものであるという立場からみると、インプラントやジルコニアの修復物は、支台歯や対合歯の歯根にマイクロクラックを入れるリスク因子になると考える。

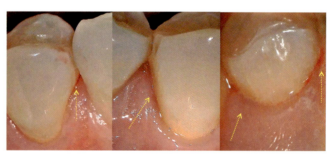

図❶　他院でエンド治療を受けてきた患者。クランプをかけていたであろう部分に深めのマイクロクラックが複数入っていた

Chapter
10

メインテナンスにおいて
大切なこと

Chapter 10-1

顕微鏡を活用したインフォーム

　普段歯科衛生士が行っている歯磨き指導やメインテナンス前後の状態を動画で説明すると、短時間で切れのよい指導にすることができる。詳しい内容は前作『スリーステップ秋山メソッド BASIC　最低倍率でも大きなメリットがある顕微鏡テクニック』（図1）で解説しているので、参照されたい。
　ここでは、筆者が行っている実例の紹介に留める（図2）。

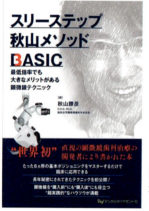

図❶　『スリーステップ秋山メソッド BASIC 最低倍率でも大きなメリットがある顕微鏡テクニック』（デンタルダイヤモンド社）

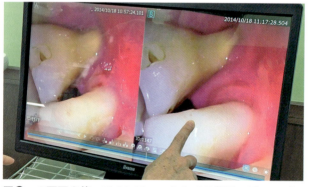

図❷　2画面を使ってインフォームしてる様子。ディスプレイ左がマイクロメインテナンス前、右がマイクロメインテナンス後。動画で示すことで、患者は瞬時にインフォームされた内容を理解してくれる

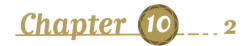

患者との会話の際に気をつけるべきこと

　診断のなかで最も重要かつ困難なのが、患者の心の診断である。歯科衛生士は神様ではないので、そのすべてを解決することは難しいが、筆者の考える患者の心の診断について説明する。

　歯科衛生士として初めて患者と接する場面は、非常に大切である。初対面のときは患者がどのようなタイプなのかわからないので、失礼がなく、なおかつ自信のある態度で接することが大切である。患者もこの時点では本音を隠していることが多いので、わかった気になりあれこれと説明したり指導するのは危険である。

責任の所在を必ず伝えておくこと

　医療現場で重要になるのが、責任の所在の明示である。治療に関することは歯科医師の責任だが、長期的によい口腔内環境を維持するためには、メインテナンスのみならず患者本人のセルフケアが重要になる。すなわち、健康の維持の責任の一端は患者も負っており、そのことを患者に自覚してもらう必要がある。伝え方が難しい部分ではあるが、この過程が抜けていると、メインテナンス期間に発生したすべての問題が歯科衛生士の責任になってしまいかねないので、注意が必要である。

　また、「注意が必要な患者」のなかで最も危険なのが「異常に要求度が高い患者」である。たとえば「メインテナンスしてたら一生歯がもつんでしょ」などと言われた場合、うやむやに返事してはならない。軽い言葉にみえて、患者はこの発言を歯科衛生士との約束と捉えることがあるため、必ず「それは難しいですね。私だけでなく、歯磨きを行っているのは患者さんですから。私は少しでも歯が長持ちするように、患者さんにアドバイスしたり汚れをきれいにします」と、やんわりと否定するとよい。そして、カルテにも「メインテナンスだけで歯を一生もたせることは難しいと説明した」と、必ず書き残しておく。

　患者との信頼関係を築くのは非常に時間がかかるが、信頼を失わせるのは一瞬であることを心に留めておく必要がある。

パニックは厳禁

　メインテナンスを担う歯科衛生士として、患者の健康を願う気持ちは大切だが、問

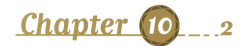

題が生じた際の正しい対処も同様に重要である。問題が生じた際、主治医である歯科医師に報告するのだが、そのときに最も信頼を失う態度が「パニック」である。もし歯科衛生士が慌てた様子で主治医に報告したら、その後の患者はすべてを疑ってくる。しかも、この疑いの気持ちは簡単には消えず、主治医の説明をすべて「言い訳ではないか？」と疑ってくる。そのような事態の原因を作るのが、歯科衛生士の態度である。ひとたびこのような疑いの気持ちをもたれてしまうと、延々と泥沼が続く。

筆者の経験より

筆者が経験した一例は、破折歯にクラウンをかぶせたがブラキシズムで折れてしまったという事例である。患者が「2年前に入れた歯が折れた」と歯科衛生士に言うと、歯科衛生士が慌てて「2年前に入れたばかりの歯がもう折れてしまいました」と、患者に聞こえるように筆者に報告してきたのである。

このときは、この患者が100％筆者を信頼していたため問題には至らなかったが、もし信頼関係が構築されていない患者であれば、慌てている歯科衛生士をみて「きっと歯医者が悪い」「医療ミスだ」と受け取っていただろう。そうなると、その後にいくら説明しても、そのすべてが患者には言い訳に聞こえてしまう。

一般的に、院内における歯科衛生士の言動は、小さな問題を大きな問題に発展させ得る。患者は歯科衛生士の言動を責任ある言動と捉える。万が一、歯科衛生士の言い方が歯科医師の治療を批判するようなニュアンスであった場合、患者は相当ひどい医療ミスが起こったと考えるので、不用意な発言は厳に慎むべきである。

【ミスしてもパニックに陥らないためのコツ】 *Mini Column*

人生において大きく失敗する精神状態は、パニックである。つねに冷静でいることは非常に難しいが、たとえばミスをしてパニックになっていても、冷静さを取り戻すテクニックがある。

人間はある意味で強く、ある意味で弱い生き物である。自らのミスには動揺するが、他人のミスには案外に冷静に対処できる。この事実をうまく利用するのである。すなわち、自分の失敗をまるで自分は関係ないかのように、自分と切り離して考えるのである。ミスを起こして冷静さを失いそうになったら、まるで幽体離脱して上から自分を見下ろすようなイメージをもつのである。

2階のバルコニーから自分を見下ろすような感覚でもよい。いったんミスと自分を切り離し、そのときの自分の会話や処置を振り返るのである。そうすることで、ミス後の判断・善後策に冷静に向き合うことができるのである。

自分を客観視して、つねに冷静な判断を下せるかが、一流の歯科衛生士になれるかどうかのわかれ道かもしれない。

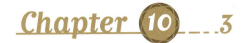

患者との会話の際の
テクニック

距離感を保つ

　歯科衛生士として患者に接する場合、ある程度距離を保って患者と接しないと思わぬトラブルに巻き込まれる。気の合う人との距離感が近くなるのは自然なことだが、プロフェッショナルな医療従事者は、患者全員と必ず距離を保って接する。これはよそよそしく接しろという意味ではない。さまざまな接客業においても、一流と呼ばれる人はみな同じようにしている。患者との距離感をつねに一定に保つことが、トラブルを避けるうえで重要なのである。

　たとえば患者との距離感が近くなりすぎると、患者がわがままを言い出した際にそれを断ると、患者はクレーマーに豹変する。そもそもにおいて、一定の距離感が保たれていれば、妙なわがままを言われることもない。歯科衛生士として長く生きていきたいならば、患者との距離感を意識すべきである。それがプロのあり方であり、歯科衛生士として生きていくうえで最も大切なことかもしれない。

安易に理解したふりをしない

　患者の信頼を大きく失うのが、患者の話の真相を理解せず、愛想よく理解したふりをする行為である。患者の言葉には裏の意味が存在する場合があり、その言動に対して不用意に同意したり、理解したふりをしてはいけない。"勘違い歯科衛生士"と思われると、患者は聞く耳をもってくれなくなる。

　ある日、当院で74歳の男性に歯科衛生士がTBIを行った際、「全体を磨く歯ブラシ」と「部分的に磨く歯ブラシ」、そして「歯間ブラシ」の使用を説明した。それを受けて患者が「歯ブラシできれいに磨くのはたいへんなんですね」というと、歯科衛生士は患者がもっと歯をきれいにしたいと勘違いし、さらに多くのツールを紹介した。そして、「これぐらいしないときれいにならないので絶対に毎日、できれば食後と寝る前に磨いてください」と締めくくった。

　患者の「歯ブラシできれいに磨くのはたいへんなんですね」という言葉に、困惑をみてとった筆者は、「こんなにたくさんの道具をいきなり指導しても使いこなすのはたいへんですから、徐々にがんばってみてはいかがですか？」「これでは歯磨きのた

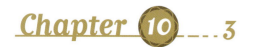

めに生きているような感じになりますからね。簡単そうに見えて歯磨きは非常に難しいですから。基本的な歯ブラシと歯間ブラシの2つで磨いてみてください、これから徐々にみていって、磨きにくそうな部分があればメインテナンス時に説明します。歯磨きは○○さんのためには非常に重要ですが、急にうまくなるのは難しいですから、できるだけ頑張ってみてください」と伝えた。

どうだろうか。患者はどちらを信頼するだろうか。

患者の言葉をよく聞き、裏の意味もくみ取れるようなコミュニケーション能力が、歯科衛生士には求められるのである。

相手をコントロールしようとしない

患者に歯科衛生士の考え方を無理やり押しつけると、多くの場合、患者の来院は途絶えてしまう。患者には患者の人生、価値観がある。つまり、患者の考え方を理解したうえで説明、説得を行わないと必ず拒絶される。思い上がりや傲慢な気持ちは、簡単に見抜かれてしまうと心得ておくべきである。

上手に患者を説得できる歯科衛生士は、必ずその説明に「○○さんに実行してほしいと思い説明していますが、急に説明されても難しいことも十分に承知しています。もし理解し実行していただけるなら、いつでもかまいませんから私に話してください」といった言葉を添える。

患者指導の際には、絶対に患者を追い詰めてはならない。とくに日本人は「ノー」と言いにくい国民性のため、早急に返事を催促することは避けたほうがよい。

基本的にエビデンスベースで説明する

患者説明は、一般的に常識となっている医学的な見地から行う。たとえばフッ化物の有効性を説明するとき、エナメル質の臨界pHやフローライドされたエナメル質の臨界pHの違いなど、一つひとつの医学的な事実を組み合わせて説明する。この説明方法だと、なぜこのような指導を行うのか、明確にその理由を説明できる利点がある。

メインテナンスに通っているからといって、カリエスや歯周病を100％予防できるわけではないことは、医療従事者にとっては常識だが、患者には言い訳に聞こえる場合がある。自分の感覚・印象で説明しても、患者は納得しない。ところが、論文やリサーチを示しながら説明すると、患者は簡単に納得してくれる。

たとえば、メインテナンスをする場合でも歯は悪くなるケースがあるが、メインテナンスを行ったほうが歯が健康でいられる可能性が高いことなどをエビデンスベースで説明すると、患者の理解を得られやすい。本書のなかでもさまざまな論文を掲載しているので、活用してほしい。

患者に説明した内容を
「カルテに書いておきますね」とさりげなく言う

　悪意がなくても、患者は説明された内容や同意したことを忘れる可能性がある。そこで、説明したことや同意してもらったことを、毎回カルテに記入していくことを説明する。カルテへの記入は患者と長く付き合うためには非常に大切なことであり、歯科衛生士と患者双方の利益になる。たとえば、メインテナンス時に4mmの歯周ポケットと排膿を認めた際、問題が存在することを患者に伝えると同時に、どのような問題が存在し、どのような指示をしたかをカルテに記入するのである。

(裏技) マイクロメインテナンス時のささやき

　時として人間は他人からいわれるよりも、自発的に考えたことを実行する傾向がある。つまり、歯科衛生士に注意されて始めるよりも、自分で気がついてブラッシングを意識するほうが熱心になりやすい。そこで、メインテナンス時に汚れをとりながら、患者にしてほしいことを独り言のようにささやくのである。

　たとえば「ここがもう少し磨けたらいいのになぁ〜」「結構汚れてるなぁ」「ここにフロスがうまく入ってないなぁ」といったものである。もちろん、通常の指導でも話はするのだが、意図的にささやきを交えるのである。これはあくまで裏ワザであり自然に使いこなすのは難易度が高いが、上手に使えるようになると、無意識のうちに患者の意識が向上するので、お勧めである。

言い訳的会話

　歯科衛生士の指導をよく守るような、模範的な患者ばかりではない。根本的に歯科治療やメインテナンスに価値観を見出していない人、歯の健康には興味がない人もおり、そのような人々に熱心に説明しても、逆効果になることすらある。そこで、上記のような患者には、歯科衛生士も一歩引いて接することも時には必要である。つまり、歯磨きを行ってくれないのならば、口腔の健康を維持することは保障できないと自覚してもらい、それでもメインテナンスは継続してもらうことを目標にするのである。

　低い目標設定にしつつ、責任の所在はあくまで患者のセルフケアに対する無関心によるものと自覚してもらうのである。患者がそのことを自覚しているならば、決して責めてはならない。このような患者は、メインテナンスに通ってくれさえすれば、いまは口腔内に無関心でも将来的に変わる可能性が高い。

　拙速な結果を求めず、辛抱強く、患者の変化を待つのも、テクニックの一つといえる。言うことを聞いてくれない、意識の低い患者をいかに変えることができるかが、歯科衛生士の存在価値と言えるかもしれない。本当に患者のためのマイクロメインテナンスができるマイクロハイジニストが育つことを願っている。

Chapter 10 ___4

ボディーランゲージ

　人間は自分の感情を言葉にしなくても、態度に出ていることが非常に多い。歯科医院に来院する患者も例外ではないため、注意深く観察すると非常に多くの情報を提供してくれる。

　たとえば患者がチェアーに座って治療を待っているときの態度、麻酔終了後のうがい時のしぐさ、予約時間を守るか守らないか、キャンセルが多いか、指導した歯ブラシ類をすぐ購入するか、次回予約時の様子などをみていると、患者の心境がわかるときがある。

　たとえば普段予約を取る人が取らなかった場合は、その日のメインテナンス時に何か問題が起きていた可能性がある。急なキャンセルも、本当に急用で来れなくなった場合と、そうでない場合がある。急なキャンセルが２回繰り返した場合には、大きな問題が存在している場合が多い。

　麻酔後のしぐさとして、口唇周辺を触って無意識に確認するしぐさは、術者への不信の表現として現れる場合が多い。そのため、筆者は麻酔してからしばらくの間、患者を観察することが多い。もしそのようなしぐさを患者がしたら、「具合は大丈夫ですか？　麻酔でできるだけ痛くないようにしたのですけど、痛かったらごめんなさいね」と、患者の心の中の不満に語りかけ、リラックスさせる。

　その他、診療室で携帯をいじる患者は、あまり歯科治療や自分の口腔内に関心がない場合が多い。タービンなど機械類をじっと見ている患者は、歯科治療に詳しい人か、ただ単に歯科の器具に興味がある場合が考えられる。やけにうがいを繰り返す患者は、口腔内の不安が大きく、見せるのが恥ずかしいと感じているのかもしれない。

　このように、人間は自分の思いを無意識に態度に出すことが多い。患者の行動の前後の流れを見ていると、患者の考えを読む際に役に立つ。このような観察の癖をつけておくと、トラブルを未然に避けることができるなど、非常に役に立つ。

Chapter 10 — 5

子どもへの説明時の配慮

　子どもへの説明時の配慮は、非常に大切なのでよく覚えておく必要がある。

　とくに4～5歳から小学校低学年の子どもの前で、カリエスや歯並びなどのリスクの説明はしないほうが賢明である。子どもの性格にもよるが、カリエスを末期がんのような感覚で受け止める場合があり、トラウマをつくるきっかけになりかねない。当然保護者には説明する必要があるので、できれば子どものいないところで説明するのが安全だが、子どもが同席している場合、ネガティブに話してはならない。

　「このままだとむし歯になる」ではなく、「○○したらむし歯にならずに済む可能性が高い」といった言い回しにして、解決できる問題であるというイメージをもってもらう必要がある。脅かすようなことをいっても、その効果は長持ちしないうえに、子どもに精神的ダメージを与える可能性があることを、歯科衛生士は自覚すべきである。子どもの健康を守るはずが、無配慮な言葉の暴力によって、状況判断ができない子どもの心を虐待するようなことがあってはならない。

　面白いことに、このような配慮を念頭に子どもに接していると、誰一人として診療中に泣かず、非常に落ち着いてチェアーに座ってくれる。筆者は1歳6ヵ月の子どももみているが、泣く子どもは一人もいない。小さくても、定期健診の意味がわかるようだ。

【権威ある学会から世界の10人に選ばれ表彰される】

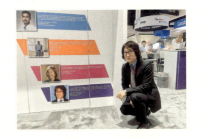

　2024年サンディエゴで行われた第110回アメリカ歯周病学会において、筆者は世界の10人に選ばれ表彰された。この表彰は、わが国の歯科界にとっても特別な意味をもつかもしれない。筆者は24年間アメリカ歯周病学会のインターナショナル会員として活動してきた。そのため、今回の表彰の意義を深く理解している。

　表彰の理由は、日本の歯科のレベルを向上させるために、日本の歯科医師を20年間にわたり世界最高峰であるアメリカ歯周病学会に紹介し、教育活動を続けてきたことが評価されたためである。短期間の成果ではなく、20年にわたる継続的な取り組みに対して表彰されたことは、筆者にとって驚きであった。

　日本の歯科医師が権威ある世界の学会から表彰される機会は多くないが、今回の受賞をきっかけに、筆者の開発したスリーステップ秋山メソッドが全世界に広がることを期待している。

Mini Column

あとがき

　筆者はこれまでずっと自己向上に努めてきたし、これからもこの姿勢は変わらない。

　筆者は時々、いろいろな人から「秋山先生が推薦できる歯科医師の先生や歯科衛生士はいますか？」と聞かれる。筆者は新しい患者を受け入れていないことから、この質問は多い。そのたびに、残念ながらその質問に答えることができない自分がそこにいる。筆者が質問に答えられない理由は、本書を熟読すればわかる。

　人間的・技術的・最新情報的・EBM的にも胸を張って推薦できる歯科医師・歯科衛生士を育てたいと心から願っている。かつて後進を育てようとして何度も裏切られ、結果として心療内科を受診することになった経験もあるが、人を育てることを自分の使命の一つだと考えている。

　本書には筆者が人生を捧げたリサーチ成果が記されており、エビデンスレベルは高くないかもしれないが、リサーチ量は非常に多く、これまでの資料の容量は5テラバイトを超えている。上記の質問を受けたときに、心から推薦できる歯科医師・歯科衛生士を育てることが、未来に向けての大切なステップだと信じている。

　筆者のもう一つの使命は、患者のために世界の歯科医療の歴史を変えていくことである。本書には、まだ世界の誰も気づいていない内容が含まれている。本書のなかで示した仮説が正しいならば、筆者は世界的に重要な発見をしていることになる。たとえエビデンスレベルが低いとしても、日々のマイクロメインテナンスを行うなかで、自身のリサーチ・考察は正しいという強い信念をもっている。本書は、歴史的な発見の一部を初めて公表したものである。

　歯科衛生士がマイクロハイジニストを目指す際、多くの難関がある。そして、その難関を乗り越えるのに必要な知識・技術を学べる場は、現在、臨床応用顕微鏡歯科学会にしか存在しない。同学会会員の歯科医師が在籍するクリニックの歯科衛生士だけが、マイクロハイジニストのトレーニングを受けることができる。現在、学会では歯科衛生士の会員を認めている。

　なお、本書の内容の理解には「スリーステップ秋山メソッド」の習得が欠かせない。そのため、前作『スリーステップ秋山メソッド BASIC　最低倍率でも大きなメリットがある顕微鏡テクニック』の熟読を強く勧める。

　最後に、わがままな筆者をいつも支えてくれる家族とスタッフ、協力を惜しまずついてきてくれる学会員、歯科関係会社のスタッフ、デンタルダイヤモンド社の方々に、深く感謝する。皆様のおかげでたいへんすばらしい書籍が完成した。

　本書がわが国の歯科界のレベルの向上に寄与することを強く信じている。

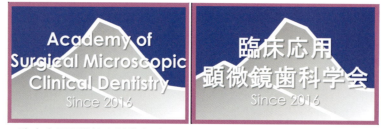

▲臨床応用顕微鏡歯科学会（Academy of Surgical Microscopic Clinical Dentistry：AMD）のロゴ

スリーステップ 秋山メソッド BASIC
最低倍率でも大きなメリットがある顕微鏡テクニック

[著] 秋山勝彦（D.D.S. Ph.D./臨床応用顕微鏡歯科学会会長）

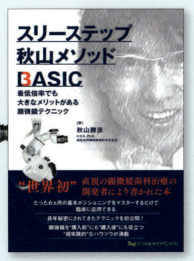

A4判・224頁・オールカラー
本体30,000円＋税

長年秘密にされてきたテクニックを初公開！

昨今、顕微鏡（マイクロスコープ）は広く歯科界でも使用されるようになり、さまざまなテクニックが紹介されていますが、真の意味で顕微鏡を使いこなし、高度な治療を行うことができるテクニックは限られています。
本書のテーマ「スリーステップ秋山メソッド」は、"新しい"概念に基づいたテクニックで、世界レベルの非常に高い精度の歯科治療を実現できます。
スリーステップ秋山メソッドは、たった6ヵ所の基本ポジショニングをマスターするだけで臨床に応用でき、最低倍率でも大きなメリットがある、世界初の画期的なテクニックです。
本書はこれから顕微鏡を購入しようと考えている歯科医師や、すでに顕微鏡を持っていて悩んでいる歯科医師にも役立てることができる内容になっています。
顕微鏡歯科治療を始めたい、学びたい、レベルアップしたいすべての歯科医療従事者に、おすすめしたい一冊です。

CONTENTS

Prologue
時代は変わった "新しい"顕微鏡の概念

Chapter 1
顕微鏡購入前に知っておくべき基礎知識
1：顕微鏡の利点
2：顕微鏡の欠点
3："顕微鏡難民"と"顕微鏡至上主義"
4：スリーステップ秋山メソッド誕生の経緯とその後の展開
5：顕微鏡購入前に知るべき3つの壁（トラブル）と購入目的の明確化
6：医院および院長について分析すべきこと
7：各種テクニックおよび光源、顕微鏡の種類の違い
8：顕微鏡で行う歯科治療の難易度
9：初めての顕微鏡臨床応用にインフォームを勧める理由
10：顕微鏡応用におけるミラーテクニックの種類と特徴
11：ミラーテクニックさえできれば歯科治療は問題なくできる??　他

Chapter 2
顕微鏡購入後の理論と実践
1：顕微鏡を購入したものの使用していない歯科医師へのアドバイス
2：顕微鏡のアジャスト方法とアクセサリー
3：ザ・リバースミラーテクニック秋山メソッド
4：直視の顕微鏡歯科治療と術者の健康
5：カールツァイスEXTARO300の可動域（モラーインターフェースの特徴）
6：6つの基本ポジショニング　スリーステップ秋山メソッド最大の利点
7：ポジショニングバリエーション・顕微鏡（1屈曲と2屈曲）
8：ポジショニングバリエーション・患者チェアー
9：ポジショニングバリエーション・患者頭部
10：ポジショニングバリエーション・術者
11：ポジショニングバリエーション・顕微鏡スタンド
12：P1～P6の基本ポジショニングアトラス　他

詳しい情報はこちら

デンタルダイヤモンド社

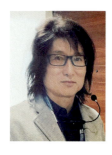

【著者略歴】

秋山勝彦（あきやま かつひこ）

1985年	東京歯科大学　卒業
2004年	日本臨床歯周病学会関東支部教育研修会にて講演
2005年	ハーバード大学歯学部ITI共催によるケースプレゼンテーションアワード受賞
2006年	第3回日本顕微鏡歯科学会　特別講演
	第24回日本臨床歯周病学会年次大会で、歯周病治療に対して顕微鏡の直視の応用方法を世界で初めて発表
	JIADS総会（大阪）　発表
	第5回アメリカ顕微鏡歯科学会（アリゾナ州ツーソン）　発表
2007年	第6回アメリカ顕微鏡歯科学会（アリゾナ州ツーソン）　講演
	ミナミアルプストレーニングインスティテュートフォーマイクロデンティストリーを開設
2008年	第5回日本顕微鏡歯科学会　教育講演
	第7回アメリカ顕微鏡歯科学会（スコッツデール）　講演
2010年	第9回アメリカ顕微鏡歯科学会（サンタバーバラ）　講演
2011年	第8回日本顕微鏡歯科学会　講演
2012年	CARL ZEISS本社ドイツ・オーバーコッヘンにて講演
	KLS Martin本社ドイツ・トットリンゲン社にて講演
	ネパール、カトマンズ・Kantipur Dental CollegeのCEOの要請で個人的な国際ボランティアとして、ネパールのペリオドンティストおよび開業医・大学職員・歯科衛生士・歯科学生に対して、3日間にわたり歯周治療について講演
2013年	第14回ブラジル歯科医師会（Canela-RS, Brazil）　講演
	第12回アメリカ顕微鏡歯科学会（フロリダ州オーランド）　講演
2014年	MATI出版より『The Micro Endoscopic Technique』販売開始
	アメリカ、ニューヨークのコロンビア大学Perio Residentsにて「手術用顕微鏡を応用した歯周治療について」講義
2016年	臨床応用顕微鏡歯科学会　設立
2024年	CARL ZEISS本社ドイツ・オーバーコッヘンにて講演。ドイツ人歯科医師、CARL ZEISS社員にハンズオンコースを開催
	第110回アメリカ歯周病学会（サンディエゴ）にて世界の中から感謝すべき10人のペリオドンティストに選ばれる

（所属学会）
Academy of Surgical Microscopic Clinical Dentistry Member
American Academy of Periodontology International Member（AAP）
The Japanese Society of Periodontology Member
The Japanese Academy of Clinical Periodontology Member
The Japanese orthdontic of Society Member

マイクロメインテナンス秋山メソッド

発　行　日——2025年4月1日　第1版第1刷
著　　　者——秋山勝彦
発　行　人——濵野　優
発　行　所——株式会社デンタルダイヤモンド社
　　　　　　〒113-0033
　　　　　　東京都文京区本郷2-27-17 ICNビル3階
　　　　　　TEL 03-6801-5810(代)　FAX 03-6801-5009
　　　　　　https://www.dental-diamond.co.jp/
　　　　　　振替口座　00160-3-10768
印　刷　所——能登印刷株式会社
Ⓒ Katsuhiko AKIYAMA, 2025
落丁、乱丁本はお取り替えいたします

・本書の複製権・翻訳権・上映権・譲渡権・公衆送信権（送信可能化権を含む）は㈱デンタルダイヤモンド社が保有します。
・<JCOPY>(社)出版者著作権管理機構　委託出版物>
　本書の無断複写は著作権法上での例外を除き禁じられています。複写される場合は、そのつど事前に、㈱出版者著作権管理機構（電話 03-5244-5088、FAX 03-5244-5089、e-mail : info@jcopy.or.jp）の許諾を得てください。